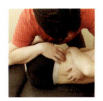
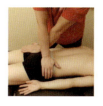

骨盤・脊柱の正中化を用いた

非特異的腰痛の治療戦略

荒木秀明
日本臨床徒手医学協会　代表理事

執筆協力　水谷哲也（日本臨床徒手医学協会　事務局長）
イラスト協力　岩間絢子（日本臨床徒手医学協会）

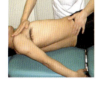
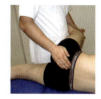
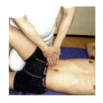
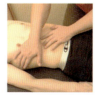
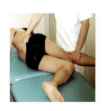

医学書院

骨盤・脊柱の正中化を用いた非特異的腰痛の治療戦略
発　　行　2018年5月15日　第1版第1刷©

著　　者　荒木秀明
　　　　　あらき　ひであき

発行者　　株式会社　医学書院
　　　　　代表取締役　金原　俊
　　　　　〒113-8719　東京都文京区本郷 1-28-23
　　　　　電話　03-3817-5600（社内案内）

印刷・製本　アイワード

本書の複製権・翻訳権・上映権・譲渡権・貸与権・公衆送信権（送信可能化権を含む）は株式会社医学書院が保有します．

ISBN978-4-260-03552-1

本書を無断で複製する行為（複写，スキャン，デジタルデータ化など）は，「私的使用のための複製」など著作権法上の限られた例外を除き禁じられています．大学，病院，診療所，企業などにおいて，業務上使用する目的（診療，研究活動を含む）で上記の行為を行うことは，その使用範囲が内部的であっても，私的使用には該当せず，違法です．また私的使用に該当する場合であっても，代行業者等の第三者に依頼して上記の行為を行うことは違法となります．

|JCOPY|〈出版者著作権管理機構　委託出版物〉
本書の無断複製は著作権法上での例外を除き禁じられています．複製される場合は，そのつど事前に，出版者著作権管理機構（電話 03-3513-6969，FAX 03-3513-6979，info@jcopy.or.jp）の許諾を得てください．

●●● 序 ●●●

日本人における原因不明の非特異的腰痛は20％である

「腰痛症例の85％が，原因の特定できない非特異的腰痛である」

2001年，Deyoらは専門医による診療が必要な特異的腰痛を見分けるための調査報告(Deyo RA, et al：Low back pain. N Engl J Med 344：363-370, 2001)で，このように述べ，この認識が全世界へ広まった．その後，「非特異的腰痛」は，「原因不明」の「心因性腰痛」であると解釈され，患者の不安や医療に対する不信感の一因となっていった．

2016年，山口大学によるThe Yamaguchi Low Back Pain Studyでは，整形外科専門医が詳細な身体検査と原因と考えられる部位に局所麻酔剤を注入する診断的神経ブロックを行うことで，腰痛症例のうち80％の原因は特定でき，非特異的腰痛は20％程度であると結論づけた．これは拙著『非特異的腰痛の運動療法－症状にあわせた実践的アプローチ』で検討した診断的神経ブロックの結果と類似しており，臨床における身体検査の重要性を，改めて認識させられた．

解剖学的非対称と腰痛は関係ない

身体が生来的に解剖学的に非対称であることは，屍体標本や*in vivo*での単純X線やCT検査から明らかである．これは，左右非対称の有無を確認するための「触診」(位置触診)の意義が少ないことを示唆している．臨床での検討においても，骨盤・脊柱の非対称と腰痛との因果関係を否定している文献の方が多い．

腰痛症例の原因を特定するためには，自動運動テストによる症状再現と疼痛誘発テストが，高い感受性と特異性を得られるという報告が多数あり，これらが機能障害の有効な鑑別方法となっている．

骨盤・脊柱は容易に機能的非対称を生じる

骨盤・脊柱には，日常生活での非対称な座位姿勢や反復荷重によって，容易に機能的非対称が生じることが立証されている．

腰痛症例の特徴として，体幹の各可動域の絶対値では健常群との有意差はないが，体幹・下肢の回旋可動域などにおける左右非対称の有意差が特徴的である．そのため，非対称な状態のままで自動運動テストや他動運動テスト，疼痛誘発テストを行うと，身体検査自体が不明瞭になるだけではなく，結果の統合と解釈に難渋することになる．

「原因不明」の腰痛を減らすために

本書では，こうした腰痛症の病態的特性を用いて，自動運動テストと圧痛点の確認から非対称の有無を確認して，正中化する方法を提案する．

第4章では腰痛の発生要因を確定するフローチャートを掲載し，第6章では，自動運動テスト⇒正中化手技⇒自動運動再テスト⇒疼痛誘発テスト⇒他動運動テストを行ったケーススタディを紹介する．

本書が，日本における「原因不明」の非特異的腰痛症を減らせる一助となることを願うばかりである．

最後に，今回も企画段階から的確にアドバイスいただいた水谷哲也氏，オリジナルイラストを作成していただいた岩間絢子氏，丁寧に編集してくださった医学書院編集部の金井真由子氏に感謝の意を捧げたい．

2018 年 4 月

荒木 秀明

目次

第1章 骨盤と脊柱は，そもそも構造的に非対称なのか？　1

I 構造的非対称と機能的非対称は何が違うのか？　2
1) 構造的非対称とは？　2
2) 機能的非対称とは？　2

II 骨盤の構造的非対称を検証する　3
1) 屍体標本による検討　3
2) 生体CT画像での検討　6
3) Discussion　8

III 脊柱の構造的非対称を検証する　10
1) 小児期　10
2) 成人期　12
3) 右胸心と脊柱非対称との関係　15

第2章 機能的非対称の原因とその影響　21

I なぜ，機能的非対称が生じるのか？　22
- A ■ 解剖学的下肢長差によって機能的非対称が生じるのか？　22
- B ■ 座位姿勢によって機能的非対称が生じるのか？　26
- C ■ 活動性によって機能的非対称が生じるのか？　28
- D ■ 咬合不全によって機能的非対称が生じるのか？　32
- E ■ 月経困難症によって機能的非対称が生じるのか？　34

II 機能的非対称はどんな影響を及ぼすのか？　36
- A ■ 腰痛群と健常群における運動パターンの違い　36
- B ■ 立位と座位における運動パターンの違い　40
- C ■ 非対称が腰痛を引き起こすのか？腰痛が非対称を引き起こすのか？　47

III 機能的非対称の評価　51

第3章　なぜ，正中化するのか？　57

I　骨盤の正中化　58

A ■ なぜ，骨盤を正中化するのか？　58
B ■ 骨盤の正中化による臨床効果　58

II　脊柱の正中化　59

A ■ なぜ，脊柱を正中化するのか？　59
B ■ 脊柱の正中化による臨床効果　60

III　自動運動テストと正中化　61

第4章　機能的非対称をどうやって見分けるのか？手技をどう使い分けるのか？　65

I　自動運動テスト　66

A ■ 鑑別のポイント　66
B ■ 鑑別の実際　67

II　圧痛テスト　69

A ■ 鑑別のポイント　69
B ■ 鑑別の実際　70

III　機能的非対称の分類　72

A ■ 左骨盤変位　72
B ■ 右骨盤変位　73

IV　正中化手技は，自動運動と主訴に応じて選択する　74

第5章　症状に応じた骨盤・脊柱の正中化手技　77

I 仙骨前傾を伴う寛骨後方回旋 … 78
- A ■ 局所所見 … 78
- B ■ 正中化手技 … 78

II 仙骨後傾を伴う寛骨後方回旋 … 82
- A ■ 局所所見 … 82
- B ■ 正中化手技 … 82

III 寛骨前方回旋 … 84
- A ■ 局所所見 … 84
- B ■ 正中化手技 … 84

IV 寛骨上方変位（アップスリップ） … 86
- A ■ 局所所見 … 86
- B ■ 正中化手技 … 87

V 脊柱非対称 … 88
- A ■ 局所所見 … 88
- B ■ 非特異的モビライゼーションを用いた正中化手技 … 88

VI 体幹側屈 … 92
- A ■ 局所所見 … 92
- B ■ 正中化手技 … 92

第6章　ケーススタディ　93

- 症例1　急性腰痛症　94
- 症例2　産後骨盤痛　97
- 症例3　膝関節由来の腰痛（knee spine syndrome）　101
- 症例4　頸椎捻挫後の右腰背部痛および頸部痛　104
- 症例5　腰椎椎間板ヘルニアによる腰下肢痛　108
- 症例6　立方骨症候群による腰背部痛および頸部痛　110

第7章　下肢長差に関するシステマティックレビュー　113

Ⅰ　解剖学的下肢長差の平均値は？　114

1) 左右差　114
2) 性差　115
3) 疼痛との関連性　115
4) 測定方法の相違　116

Ⅱ　解剖学的下肢長差が及ぼす影響は何か？　117

1) 骨盤と脊柱のアライメントへの影響　117
2) 脊柱・骨盤帯周囲筋群の過緊張　118
3) 代償作用と腰痛の相関性　119

Ⅲ　臨床的に重要な解剖学的下肢長差と環境因子は？　120

1) 症状と相関性のある解剖学的下肢長差とは？　120
2) 解剖学的下肢長差と関連因子　121

Ⅳ　解剖学的下肢長差と機能的下肢長差との関連は？　125

1) 解剖学的下肢長差が生理学的機能に影響するのか？　125
2) 解剖学的下肢長差と歩行分析　126
3) 機能的下肢長差とアライメント非対称　127

索引　133

第1章
骨盤と脊柱は，そもそも構造的に非対称なのか？

 I　構造的非対称と機能的非対称は何が違うのか？ ▶2

　　1）構造的非対称とは？　▶2

　　2）機能的非対称とは？　▶2

 II　骨盤の構造的非対称を検証する ▶3

　　1）屍体標本による検討　▶3

　　2）生体CT画像での検討　▶6

　　3）Discussion　▶8

 III　脊柱の構造的非対称を検証する ▶10

　　1）小児期　▶10

　　2）成人期　▶12

　　3）右胸心と脊柱非対称との関係　▶15

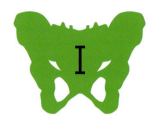

I 構造的非対称と機能的非対称は何が違うのか？

1 構造的非対称とは？

　構造的非対称とは，**解剖学的非対称**のことである．骨盤・脊柱・下肢において，腰痛の有無に関係なく，非対称が存在することは明らかである．また，臨床研究では，構造的非対称と症状に因果関係はないとする報告が多い．
　そのため，骨的ランドマークの触診によって左右差を判定することの，臨床的な意義は少ないといえる．

2 機能的非対称とは？

　機能的非対称とは，**病的非対称**のことである．姿勢動作分析において，腰痛群は，疼痛性姿勢反射の影響により，腹臥位での股関節外旋角度が疼痛側で有意に大きく，膝屈曲での疼痛側の骨盤前傾が有意に大きいこと（**尻上がり現象**）が報告されている．
　加えて，腰痛症例では，疼痛による運動制御障害のため，腰部骨盤帯-下肢間での荷重伝達機能に障害をきたす．片脚立位時，正常側では骨盤帯を一定位置に保持できるが，障害側では保持困難となり，寛骨は前方に回旋する．例えば，右側に疼痛を有する場合，右寛骨が前方回旋した結果，体幹は左回旋位となり，右側への体幹回旋角度が小さくなり，**荷重伝達障害**が生じる（**図1-1**）．
　機能的非対称は，疼痛性姿勢反射や運動制御障害の結果として，四肢体幹の可動域が変化することによって生じる．つまり，四肢体幹の自動運動と筋緊張に左右差が生じるため，**自動運動テスト**と**圧痛テスト**は臨床的に重要な鑑別方法である．
　なお，脊柱の機能的非対称を呈する特発性側弯症・先天性側弯症・神経原因性側弯症の病的奇形については，医学的アプローチを必要とするものであり，本書では取り上げない．

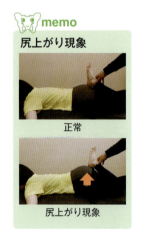

memo
尻上がり現象
正常
尻上がり現象

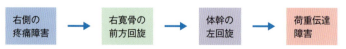

図1-1 腰痛による荷重伝達障害の発生メカニズム

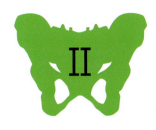

II 骨盤の構造的非対称を検証する

　骨盤の非対称は，脊柱や下肢など全身のアライメントに影響を及ぼし，非特異的腰痛などの要因となる．まずは，骨盤の構造的非対称＝解剖学的非対称について，検証する．

1　屍体標本による検討

　骨盤と下肢，骨盤と脊柱，それぞれの関連性については多くの報告[1〜6]がある．しかし，その多くは，小児脳性麻痺や成人の腰椎側弯症例[7〜10]を対象とした，骨盤の平衡状態（3次元空間での骨盤位置）に関する検討である．
　骨盤の構造的な対称/非対称は，<u>骨盤全体の形状</u>から定義される．一方，骨盤の平衡状態は，<u>骨盤を構成する各要素の解剖学的特徴</u>から考える．
　Boulayら[1]は，屍体標本を対象に，骨盤の構造的非対称について，定量的かつ定性的に評価している．この結果は，下肢・骨盤・脊柱で生じている静的/動的障害を，病態生理学から理解する際に有用である．

1）方法

　対象は，骨盤帯に病歴を有さない63〜82歳（平均72.6歳），12体（男性7体・女性5体）の骨盤標本である．測定は，3次元空間座標を測定する電磁装置を用いて行った．この研究では，最初に解剖学的ランドマークを同定し，骨標本表面に設けた476の測定点を記録した（**図1-2**）．その後，測定点は，共通の基準に基づく3次元の空間座標によって定義された．

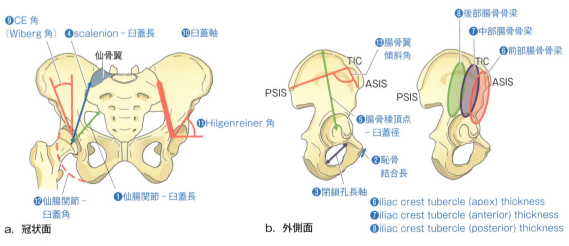

図1-2　骨盤の測定部位

2）結果
●骨測定項目の左右差（図1-3）

測定した71項目のうち，15項目で統計学的に有意な左右差が認められた．

右側＞左側	仙腸関節-臼蓋長，恥骨結合長，閉鎖孔長軸，scalenion-臼蓋長，前部腸骨骨梁，後部腸骨骨梁，臼蓋軸，腸骨翼傾斜角
右側＜左側	腸骨稜頂点-臼蓋長，中部腸骨骨梁，CE角，Hilgenreiner角，仙腸関節-臼蓋角

●腸骨の左右差（図1-4）

上前腸骨棘（ASIS）-腸骨稜結節（TIC）-上後腸骨棘（PSIS）により形成される**腸骨翼傾斜角**は，右側が大きかった．これは，腸骨の幅は右側が大きく，腸骨稜の高さは左側が高くなることを示している（図1-3）．

●寛骨回旋の左右差（図1-5）

仙腸関節-臼蓋長，閉鎖孔長軸，腸骨翼傾斜角，scalenion-臼蓋長は，右側が大きかった．

腸骨稜頂点-臼蓋長，中部腸骨骨梁，CE角，両側のY軟骨を結ぶ線と臼蓋嘴が成すHilgenreiner角，仙腸関節-臼蓋角は，左側が大きかった．

仙腸関節-臼蓋角は左側に広がり，左臼蓋は矢状面方向になり，右臼蓋は前額面方向になる傾向がある．こうした傾向は，寛骨臼軸によって確認され，寛骨臼軸の右側はより広く，左側は狭くなる．この状況が，右側では寛骨臼に対する大腿骨頭の被覆率を低下させ，左側では寛骨臼と大腿骨頭の安定性を高めている．

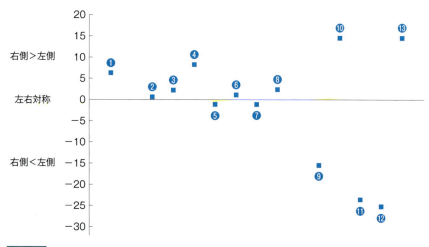

図1-3　骨測定項目の左右差
横軸上に13項目の有意な変数(71変数の中)，縦軸上に左右の非対称度(正および負)を示す．正の値は右が左より大きく，負の値は左が右より大きい．

❶仙腸関節-臼蓋長，❷恥骨結合長，❸閉鎖孔長軸，❹scalenion-臼蓋長，❺腸骨稜頂点-臼蓋長，❻前部腸骨骨梁，❼中部腸骨骨梁，❽後部腸骨骨梁，❾CE角，❿臼蓋軸，⓫Hilgenreiner角，⓬仙腸関節-臼蓋角，⓭腸骨翼傾斜角

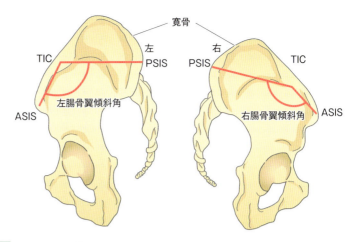

図 1-4 腸骨の左右差
左側腸骨稜の頂点は右側より高くなる．こうした骨盤非対称は骨盤不均衡と混同される可能性がある．

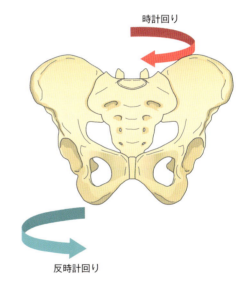

図 1-5 寛骨回旋の左右差
骨盤内部はらせん状を成す．腸骨翼の上部は時計回りに回旋し，下部は恥骨結合部で反時計回りに回旋する．

KEY POINT
- 腸骨は，生来的に前額面上で左右差があり，腸骨稜の頂点は左側が高い場合が多い．
- 骨盤輪は，水平面上でらせん状のねじれがあり，上部では時計回り，下部（恥骨結合部）では反時計回りとなっている．

2　生体CT画像での検討

骨盤の非対称は，骨盤両側のランドマークの左右差によって確認できる．この非対称には，構造的および機能的なものが含まれる．

構造的非対称の要因の1つは，**片側腸骨の形成不全**である[11]．

機能的非対称は，腸骨の大きさは同じであるにもかかわらず，一側の寛骨が回旋し，それに伴い仙骨が傾斜することによって生じる[12]．

臨床において，骨盤の機能的非対称は，真の下肢長差（解剖学的下肢長差）によって生じると報告されている[13]．しかしこの報告では，不正確な解剖学的下肢長差の測定が不適切な診断を招き[11,13,14]，解剖学的下肢長差はないにもかかわらず，機能的下肢長差に対する治療により腰痛が悪化する要因となっている[15]．図1-6に理学検査の際，骨盤の構造的非対称が，どのようにして解剖学的下肢長差の不正確な測定を導くのかを示した．X線やCTによる画像診断では，大腿骨や脛骨の長さを直接測定でき，解剖学的下肢長差を正確に計測できる（図1-6，**$A_2 - A_1$**）．しかし，臨床では，大腿骨頭の位置を一定化することができない．そのため，代替法として腸骨稜，上前腸骨棘，上後腸骨棘など骨盤のランドマークが用いられる（図1-6，**$B_2 - B_1$**）．骨盤の構造的非対称（図1-6での影の部分）は，この臨床における解剖学的下肢長差の測定方法によって，わかりにくいものとなっている．

骨盤の非対称をどのように定義するべきか？
構造的or機能的[15]？　臨床的or画像的[13]？
非対称の程度をどのように測るのか？

Badiiら[16]は，骨盤の構造的非対称をCT画像で測定し，信頼性のある統計処理[17]によって詳細に検討している．

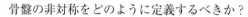

図1-6
下肢長差の測定方法
臨床での脚長差の測定方法（$B_2 - B_1$）は，実際の脚長差（$A_2 - A_1$）に骨盤非対称（影の部分）を含めている．

1）対象と方法

対象は，人工股関節全置換術や骨盤骨折などの既往例を除外した323例〔女性150人（15〜89歳），男性173人（19〜86歳）〕である．

骨盤の構造的非対称は，Ingelmarkにより報告[13]された方法を用いて，腸骨稜-寛骨臼間の距離を測定し，左右差が認められた場合に「非対称」と定義した．すべての測定は，CT正面像で行われた．図1-7に解剖学的ランドマークを示す．画像は盲試験下におかれた3人の検者によって測定された．

2）CT画像の測定結果（図1-8）

骨盤の非対称は，−11 mmから+7 mm（−11 mmとは，左側骨盤が右側骨盤よりも11 mm長いことを示す）の範囲であった．323人のうち56人（17.3％）が左右対称であり，267人（82.7％）が1 mm以上の非対称を認めた．その内訳では，172人（53.3％）は左側骨盤が長く（非対称の平均は3.0 mm），95人（29.4％）は右側骨盤が長かった（平均非対称は2.1 mm）．

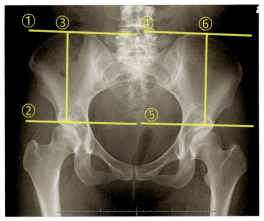

図 1-7

骨盤 X 線画像（CT 撮影の高さを決めるために撮影）
①：右側腸骨稜の最高位に引いた接線.
②：右の寛骨臼蓋上の最も高い点に引いた接線.
③：①と②に垂直な 3 本目の線を引き, 骨盤高として測定した.
④⑤⑥：左側でも同様の手順で行った.

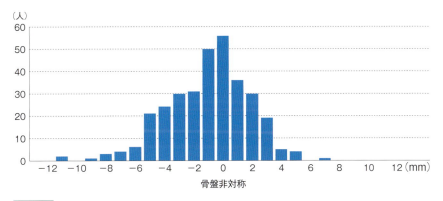

図 1-8 CT 画像の測定結果
323 例の腹部骨盤 CT 画像による骨盤非対称のヒストグラム.
骨盤非対称(mm)＝右骨盤－左骨盤で示す. 左側への変位が認められる.

　骨盤の非対称の頻度と大きさの違いについては，統計学的に有意差が認められた．つまり，骨盤の非対称が存在する場合，<u>左側骨盤が右側骨盤より長い</u>ということになる．さらに，左右差の程度は右骨盤が短縮症例では，左骨盤が短縮時よりもその平均的短縮度は小さかった．左右差の程度を全般的にみると，17 人(5.3%)が非対称 5 mm 以上，2 人(0.6%)が非対称 10 mm 以上であった．

> **KEY POINT**
> ● 被験者の 5.3% において, 骨盤の非対称が 5 mm であり, これは腰痛群での報告よりはるかに低かった.
> ● CT 画像では, 左側骨盤が右側骨盤より大きい傾向にある.
> ＊著者らの臨床経験においても, 腸骨稜の高さを触診する際, 症状部位に関係なく左側が高いことを実感している.

3　Discussion

1）骨盤の解剖学的非対称

　MEDLINEなどで骨盤の非対称を測定した論文は3件あった[11,13,14]。この3論文で報告された骨盤の非対称の有病率は，24〜91％の範囲であった．このうち2論文は，骨盤の非対称を定義せず，観察された非対称の程度も報告していない．

　Ingelmarkら[13]は，腰背部痛症例270人を対象に，骨盤の非対称との相関性を検討した．骨盤の非対称は立位前後像のX線像にて，腸骨稜から寛骨臼への距離を測定し，その左右差がある場合を「骨盤の非対称あり」と定義した．その結果，1mm以上の骨盤非対称が91％で確認され，5mm以上の骨盤非対称は51％であった．全対象者で観察された骨盤非対称は，－24mmから＋32mmの範囲であった．

　対照的に，Badiiら[16]の報告は，X線による骨測定[18]よりも正確とされているCTに基づくものであった．また，腰痛患者だけではなく，骨盤および腹部のCT検査を受けたすべての研究参加者を含めた．その結果，対象者82.7％に，少なくとも1mm以上の骨盤非対称が認められたが，5mm以上の非対称はわずか5.3％であった．さらに，骨盤の非対称は－7mmから＋11mmの範囲であった．

　Ingelmark[13]らの論文が腰背部痛群を対象とした検討であり，その結果として骨盤非対称が有意に高いことは，**骨盤の非対称と腰痛との関連性を示唆している**と考えられる．

2）構造的非対称による機能的非対称の測定方法

　左右の骨盤の大きさが異なる場合，2つの寛骨が仙骨に対して非対称に位置していることになり，骨盤の機能にも非対称が生じる恐れがある．

　仙腸関節の機能障害は，画像による診断が難しい[19〜27]ため，臨床では仙腸関節の疼痛誘発テストや機能的非対称の理学検査[13,16]が利用されている．

　Chamberlain[28]は，患者を交互に片足立位をとらせ，左右の恥骨を測定・比較することにより，機能的な骨盤の非対称を視覚化できる方法を示した．

　Mensら[29]は，産前産後の骨盤痛症例を対象に，仙骨に対する寛骨の回旋角度の左右差が，機能的な骨盤の非対称であると考え，**恥骨の尾側変位**を測定した．

　Badiiら[16]は，5mm以上の骨盤の非対称を有する対象者に，左右の恥骨をCTで測定した．17例中15例に差はなく，2例では，わずか1mmの差異が検出された．

3）解剖学的骨盤非対称と解剖学的下肢長差

　Ingelmark ら[13]は，腸骨稜と寛骨臼の距離が短い側と下肢短縮側に有意な関連性を報告している（腸骨稜の高さが低い寛骨は，同側下肢の短縮が 67％，反対側下肢は 32％）．

　同様に Clarke[11]は，骨盤の非対称を有する患者において，短縮下肢側で腸骨の相対的な形成不全が存在すると述べている[11]．

　他に解剖学的下肢長差を有する症例では，右下肢の短縮が，左下肢の短縮より 3 倍多いことが報告されている[14, 15, 23, 24]．

KEY POINT
- 腰痛群における骨盤非対称の確率は高いといえる．
- 仙腸関節機能障害の評価としては，疼痛誘発テストと，X線による恥骨の尾側変位測定が検討されている．
- 解剖学的下肢長差は，右下肢の短縮が多い．

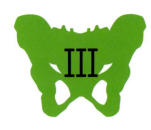

III 脊柱の構造的非対称を検証する

1 小児期

脊柱の構造的非対称は，一般的に観察される所見である[30〜34]．小児の一部では，思春期特発性側弯症になる可能性があるため，各国で小児に対する校内検診が積極的に行われている（表1-1）[35]．しかし，校内検診で見つかった脊柱の構造的非対称は，必ずしも脊柱側弯症ではなく，小児期早期に出現した脊柱の構造的非対称は，思春期における脊柱変形とは相関しないと報告されている[36]．

Grivas ら[37]は，この矛盾が生じる要因を，小児期における脊柱非対称の発生率が知られていないためであると考え，正常な小児を対象に，幼児期から思春期までの脊柱非対称の進行を，横断的に定量化している．

1）対象と方法

対象は，3〜9歳までの3,301人の小児（男児：1,645人，女児：1,656人）で，1996〜2006年の間，校内検診スクリーニングプログラムにて検査を行った．

検査方法は，立位および座位での前屈テストで，中位胸椎部（第4〜8胸椎），胸腰椎移行部（第12胸椎〜第1腰椎），腰椎部（第2〜5腰椎）での体幹回旋角度によって非対称を定量化した．

2）結果

軽度の非対称では男子が多いが，重度の非対称では男女間の差はなく，ほぼ同程度であった．

立位と座位の比較では，座位で，軽度の非対称が有意に低下した（図1-9, 10）．

表1-1 小児期における脊柱の非対称

		軽度の非対称 （1〜6°）	重度の非対称 （7°以上）
中位胸椎部	立位前屈時	男子 24.9%　女子 22%	男子 0.9%　女子 1%
	座位前屈時	男子 15.6%　女子 15.4%	男子 0.6%　女子 0.6%
腰椎移行部	立位前屈時	男子 27.2%　女子 25.8%	男子 1.9%　女子 2%
	座位前屈時	男子 16.8%　女子 18.3%	男子 1.3%　女子 1.5%
腰椎部	立位前屈時	男子 28.9%　女子 27.2%	男子 2.5%　女子 2.3%
	座位前屈時	男子 19.6%　女子 20.4%	男子 1.7%　女子 1.7%

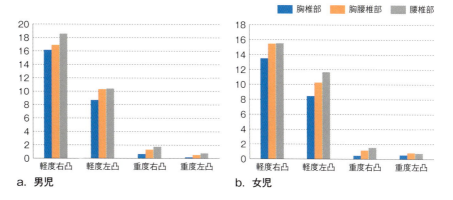

図 1-9 立位前屈テストにおける非対称の頻度

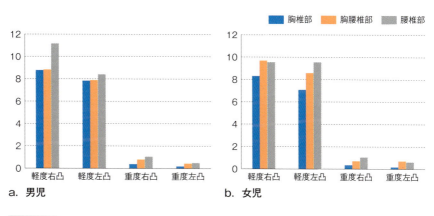

図 1-10 座位前屈テストにおける非対称の頻度

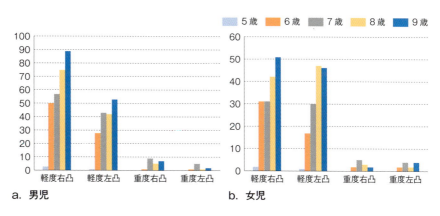

図 1-11 胸腰椎部非対称の加齢変化

III 脊柱の構造的非対称を検証する

年齢別に側弯測定値を分析すると(**図1-11**)，男女平均では8～9歳，女児では6～7歳と8～9歳の間に，有意な非対称変化が生じていた．

3) 考察

Grivasら[37]の前屈テストにおける脊柱非対称の発生率は，脊柱すべての領域において，男女ともに，座位よりも立位で大きかった．同様の結果が，脊柱非対称の原因として下肢長差や骨盤変位を示唆する思春期の調査において報告されている[33]．下肢長差や骨盤変位は，身体の平衡状態を維持するために，体幹を回旋させるように作用していると考えられる．

健常な子どもでは，一側下肢の生理的短縮があると，前屈時に，傾斜した骨盤上の前方に屈曲が生じ，腰椎が圧迫を避けるように回旋することで，短縮下肢の反対側背部にわずかな隆起が生じる[38,39]．

Grivasら[37]の結果から，脊柱側弯に関連する重度の脊柱非対称が，**右凸**を形成するのが一般的であることが明確になった．

> **KEY POINT**（詳細は第7章を参考のこと）
> - 小児期では，右凸の側弯が一般的である．
> - 座位より立位での側弯度が高く，下肢や骨盤との関連性が示唆される．
> - 男女とも8～9歳時に，非対称の変化が顕著である．

2 成人期

memo

特発性側弯症
側弯症全体の約80％を占める．思春期に発症することが多いため，成長ホルモンや遺伝子の関与が指摘されているが，原因は不明である．側弯角度(コブ角)によって診断し，25°未満は経過観察，25°以上になると装具療法，45°以上になると手術を検討する．女性に多い．

特発性側弯症の特徴は，①脊柱非対称，②胸椎右凸側弯，③胸椎の左回旋である．その原因について多くの研究が報告されている[32,39]にもかかわらず，特発性側弯症が，なぜ思春期に起こり，なぜ胸椎右凸側弯が多いのかは，いまだ不明である．

正常な脊柱については，脊柱の非対称[31,32,33]と胸椎の回旋[40]が報告されている．脊柱の非対称は，思春期後期において顕著になることがある[37]．胸椎右凸側弯も，正常な脊柱で報告されている[41,42]．この特性は，思春期特発性側弯症で観察される変形と類似している．

思春期特発性側弯症では，幼年期に弯曲が確認され，成長期に悪化する場合が多い．興味深いことに，胸椎右凸側弯は正常な脊柱でも観察され，思春期後期に顕著となり，思春期特発性側弯症で観察されるパターンと酷似している．

思春期特発性側弯症に罹患した小児の性差は，小さな弯曲では同等だが，弯曲の大きさが増加するにつれて，女児が顕著となり，治療を要する弯曲に達する男女比率は1：8である[43～46]．

角度10°以上の側弯症罹患率は，0.5～3％であると報告されている[44～47]．これは，校内検診スクリーニングの結果(肩甲骨の隆起，非対称な肩の高さ，前

屈テストにおける肋骨隆起）に基づいている[46〜48]．脊柱側弯症の疑い例のみがX線検査を受けるため，側弯症群と正常群の平均的弯曲の分布パターンは不明である．また，正常群の，脊椎における胸椎の曲率分布に関する情報はなく，成長期における胸椎の曲率変化に関する報告は見当たらない．

Doiら[49]は，胸部や脊柱に明らかな疾患がない小児・青少年・成人を対象に，脊柱弯曲の程度を確認している．

1）対象と方法

胸部脊柱側弯症群は44症例，患者のコブ角は15〜75°（平均39.1°）であり，年齢は5〜19歳（平均12.7歳）で，男性2人，女性42人であった．

正常脊椎群は，10°以上の脊柱側弯症と，X線上で明らかな胸部および脊柱疾患を有する群を除外した1,200人の患者に対して，立位前後像の胸部X線像を収集した．小児（4〜9歳），青少年（10〜19歳），成人（20〜29歳）の3つのグループに分類し，各グループともに男女各200人とした．弯曲の程度は，立位姿勢で撮影した1,200枚のX線前後像におけるコブ角を基準とした（表1-2）．

コブ角は，第5胸椎の上端終板の接線と，第12胸椎の下端終板の接線が成す角度とした（図1-12）．

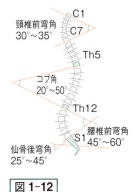

図1-12 コブ角の測定方法

2）結果

- 小児期群と比較して，思春期群（p＜0.01）および成人期群（p＜0.001）では，右凸側弯が顕著になる（図1-13）．

表1-2 コブ角の角度と弯曲方向

		小児期	思春期	成人期
弯曲角（コブ角）	男性	0.6±3.7°	1.8±2.2°	2.3±3.2°
	女性	0.1±3.9°	1.5±3.3°	2.3±3.1°
弯曲方向	左凸	120人	70人	46人
	中間位	125人	114人	102人
	右凸	155人	216人	252人

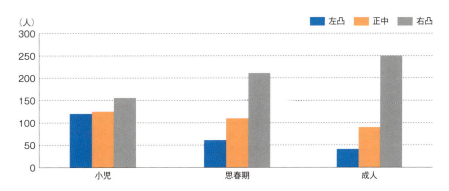

図1-13 加齢による側弯の発生頻度

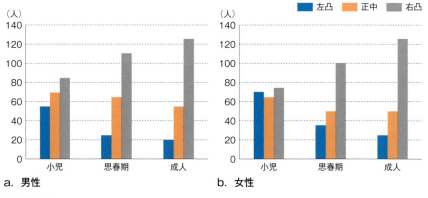

図 1-14 男女別にみる側弯の発生頻度

- 思春期群と成人期群の曲率パターンに有意差はない．思春期群および成人期群の男女間の曲率パターンに有意差はない（**図 1-14**）．

3）考察

　Doi ら[49]の研究によると，正常な脊柱における胸椎右凸側弯は，男女ほぼ同率であることが示唆された．1,200 人の被験者は，無作為に選択された真の「正常対照群」ではなく，何らかの症状で通院中の症例である．脊椎の観察では，先天性心疾患患者が脊柱側弯症を有する可能性が高いことが示唆されているため[50〜52]，胸部および脊椎疾患が明らかではない患者を用いた[49]．その結果，正常な脊椎において，脊柱非対称と胸椎右回旋に加えて，胸椎右側弯の存在が実証された．これらの変形は，思春期特発性側弯症の特徴と同じであり，さらに，思春期特発性側弯症と同様に<u>思春期後期に顕著</u>になっていた．

　これらの知見は，正常人にも存在する変形が，思春期特発性側弯症のメカニズムである可能性を裏付けることになった．

　いまだ解明されていない右凸側弯の要因には，複数の因子が存在すると考えられる．右胸心を対象にした研究[53]や，思春期特発性側弯症が悪化する症例に関しては，次の項で紹介する．

🔑 KEY POINT

- 健常人の思春期後期に，脊椎の右凸側弯が顕著に観察された．
- ＊著者らの臨床経験では，高齢者，特に女性において，後弯に加えて，右凸側弯を伴う症例が多い．このことから，右凸側弯は生来的に存在すると言える．

3　右胸心と脊柱非対称との関係

一般に，正常人における脊柱は，前額面に対して直線であると考えられているが，胸椎においては常に微妙な側弯が存在する．解剖学者も，この習慣的な側弯を自然なアライメントとみなしている[54]．

胸椎の軽度側弯に関する疫学的報告は，一般的に**右凸**である[42,43,55]．

胸椎**左凸**については，数多くの推測がなされている．

1733年，Milesら[56]は，脊柱は右凸の形状を成すことで，心臓の機能面において，より良い環境づくりを行っているとOsteographicaで説明した．「胸椎左凸，右胸心，右大動脈」の組み合わせは，コホート研究でも報告されている．臨床研究では，胸椎左凸と脊柱側弯症との関連性，ある種の神経学的状態[50,56〜59]，先天性心疾患[60〜62]などの特定の病状を示唆している．

1972年，Jordan[63]は，心臓の位置と，反対側の胸椎側弯凸部との強い関連を報告した．右胸心と大動脈の位置異常はまれであるため，これらの胸椎凸の方向に関する疫学的データはない．

Tallrothら[53]は，右胸心患者の冠状面における胸椎の形状を測定し，正常例である左胸心との弯曲方向を比較している．

1）対象と方法

調査対象は，1966〜1971年に実施された健康調査から集められた．この健康調査は，農村部と都市部において，15〜99歳の男性30,188人と女性27,252人を対象に実施された．

心臓の位置は，他のパラメータに加えて，縮小された立位胸部X線写真を，2人の放射線科医が別々に分析した．11例に右胸心が認められ，このうち9例は，カルテからの回顧的評価が可能であった．2人の放射線科医は，各画像のサイドマークとテキストに基づいて右胸心と確認した．1つのケースでは，脊柱がX線写真上で過度に露出されたため，評価できなかった．その結果，研究対象群は，平均年齢43歳（範囲19〜68歳）の8人（男性6人，女性2人）となった．

この研究では，右胸心症例4例をコントロール群に登録した．

2）結果

右胸心を有する8人は，すべて右下行大動脈を有していた．また8人すべてに，左凸の胸椎側弯（$6.6 \pm 2.9°$）が確認された．

逆に，正常な左胸心群では，左凸の胸椎側弯を示さなかった（$5.2 \pm 2.3°$）．この弯曲方向の相違は，統計的に有意であり，右胸心と左胸心による側弯は鏡写しのようである（**図1-15**）．右胸心群の2例と左胸心の4例は，X線学的に真の側弯症（コブ角10°以上）であった．

> **memo**
> **右胸心**
> 心臓の頂点が右側にある状態を指す．ほとんどの症例で，動脈弓と胸部大動脈は心臓と同側（右側）に位置している．

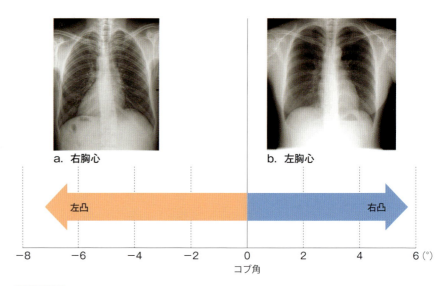

図 1-15 心臓の位置と胸椎凸方向の関係
「正」は右凸,「負」は左凸を示す.
a:右胸心(8例)は全例左凸. b:左胸心は右凸が有意に多い.

3）考察

　57,440人の胸部X線写真に基づくこの研究では，8例で右胸心と右下行大動脈が確認され，胸椎弯曲と判定した．そのすべての例が，胸椎のわずかな左凸を示した．年齢と性別の一致したコントロール群32例のうち，29例は右凸を示し，残りの3例は正中であった．

● 右胸心の発生頻度

　右胸心の発生頻度は，Kidd[64]によるオーストラリアにおける調査では，0.40人/10,000人と報告されている．Ferencz[65]らは8年にわたって新生児を検討し，生下時の発生頻度は0.53/10,000人であった．Tallrothら[53]の研究は，従来の報告と同様に，右胸心はまれな先天性異常であることを確認した．

● 左凸側弯はなぜ生じるのか？

　McCarver[66]は，思春期特発性側弯症を有する550例のX線写真を調査し，左凸胸椎側弯は1.3%であったことを報告した．

　最近では，Coonrad[67]が30年間にわたって思春期特発性側弯症2,000例のX線写真を回顧的に調査し，左凸胸椎弯曲が2.2%であると報告した．

　複数の報告では，左凸側弯は心臓および大動脈の弯曲に起因すると主張している[52,57,68]．大動脈弓が脊柱弯曲の凸面に対して反対側に位置するという事実は，脊柱が大動脈の激しい拍動から離れて，横方向に逸脱するためではないかと推測されている[52,63]．

　Taylor[43]は，大動脈近位に位置する椎体に非対称の回転力を及ぼすという仮説を提唱して，脊柱の弯曲の方向は，ほぼすべてのヒトに見られる正常な血管の非対称によって生じるものと解釈している．

　過去に行われた側弯症に関する疫学調査では，冠状面での弯曲パターン，方向，大きさ，前額面での弯曲が単一(C字)または二重(S字)であるか，一次的

または二次的であるかなどに関して，X線写真に基づいて同定および分類されている[55, 69〜73]．しかし，左胸心または右胸心と側弯症に関する報告はなかった．

臨床において，左凸側弯は，心臓および神経系障害を有する左胸心の対象者で確認されている．

●先天性心疾患と脊柱側弯症の関係は？

Jordan[63]は，さまざまな先天性心疾患患者における脊柱側弯症の累積発生率を検討した．側弯の程度によって異なるものの，その発生率は19〜44％と非常に高かった．さらに彼らは，凸部の方向と大動脈弓に強い関連性があることを見出した．通常，凸部は大動脈弓の側面とは反対であった．彼らは，大動脈弓と下行大動脈の拍動によって，脊椎が弓なりになったのではないかと考察している．

Tallrothら[53]の症例では，8例中2例のみが，脊柱側弯症学会による脊柱側弯症の基準を満たし，10°以上の弯曲を示した．右胸心のうち2人と対照群の4人が側弯程度から脊柱側弯症に分類され，残りの曲率は10°未満である．したがって，右胸心存在下での構造的脊柱側弯症は示唆できないが，胸椎弯曲凸側に関して，心臓と大動脈の反対側にある[52, 63, 68]という従来の仮説を支持した．

---

memo

原発性線毛機能不全症候群

primary ciliary dyskinesia, immotile cilia syndrome.

内臓逆位，副鼻腔炎，気管支拡張症を特徴とする遺伝病．内臓逆位は，胎生早期における胎児胚上皮の線毛運動の異常による．電顕にて線毛の構造に異常がみられることによって診断される．

KEY POINT（詳細は最終項を参考のこと）

- 57,440人の右胸心患者のうち8人が，右心拡張および大動脈弓の右側変位を有していた．
- すべての右胸心患者が，胸椎左凸側弯を呈していた．
- 正常な対照群である左胸心32例において，胸椎左凸は見られず，29人は胸椎右凸で，3人は正中であった．
- これらのことから，胸椎左凸は，右胸心で頻繁に存在するといえる．
- ＊上記文献では右胸心症例が少なかったため，有意差を認めなかったが，内臓位置異常を頻発する**原発性線毛機能不全症**例に対する検討から，心臓の位置と側弯方向には有意差があることが明確にされている．

▶▶文献

1) Boulay C, et al：Three-dimensional study of pelvic asymmetry on anatomical specimens and its clinical perspectives. J Anat 208：21-33, 2006
2) Lovejoy CO：The origin of man. Science 211：341-350, 1981
3) Endo B, et al：Morphological investigation of innominate bones from Pleistocene in Japan with special reference to the Akashi Man. J Anthrop Soc Nippon 90：27-54, 1982
4) Stewart DB：The pelvis as a passageway. I. Evolution and adaptations. Br J Obstet Gynaecol 91：611-617, 1984
5) Berge C：Functional interpretation of the dimensions of the pelvis of Australpithecus afarensis (AL 288-1). Z Morphol Anthropol 78：321-330, 1991
6) LaVelle M：Natural selection and developmental sexual variation in the human pelvis. Am J Phys Anthropol 98：59-72, 1995
7) Kilfoyle R, et al：Spine and pelvic deformity in childhood and adolescent paraplegia：a study of 104 cases. J Bone Joint Surg Am 47-A：659-682, 1965
8) Bonnett C, et al：Evolution of treatment of paralytic scoliosis at Rancho Los Amigos Hospital. J Bone Joint Surg Am 57-A：206-215, 1975
9) O'Brien JP, et al：Paralytic pelvic obliquity. Its prognosis and management and the development of a technique for full correction of the deformity. J Bone Joint Surg Am 57-A：626-631, 1975
10) Reimers J：The stability of the hip in children. A radiological study of the results of muscle surgery in cerebral palsy. Acta Orthop Scand Suppl 184：1-100, 1980
11) Clarke GR：Unequal leg length：an accurate method of detection and some clinical results. Rheumatol Phys Med 11：385-390, 1972
12) Myers RS：Saunders Manual of Physical Therapy Practice. 1st ed, Saunders, 1995
13) Ingelmark E, et al：Asymmetries of the lower extremities and pelvis and their relations to lumbar scoliosis. A radiographic study. Acta Morphol Neerl Scand 5：221-234, 1963
14) Fisk JW, et al：Clinical and radiological assessment of leg length. NZ Med J 81：477-480, 1975
15) Levangie PK：The association between static pelvic asymmetry and low back pain. Spine 24：1234-1242, 1999
16) Badii M, et al：Pelvic Bone Asymmetry in 323 Study Participants Receiving Abdominal CT Scans. Spine 28：1335-1339, 2003
17) Shrout PE, et al：Intraclass correlations：uses in assessing rater reliability. Psychol Bull 86：420-428, 1979
18) Temme JB, et al：CT scanograms compared with conventional orthoroentgenograms in long bone measurement. Radiol Technol 59：65-68, 1987
19) Death AB, et al：Pelvic ring mobility：assessed by stress radiography. Arch Phys Med Rehabil 63：204-206, 1982
20) Egund N, et al：Movements in the sacroiliac joints demonstrated with roentgen stereophotogrammetry. Acta Radiol Diagn (Stockh) 19：833-846, 1978
21) Jacob HA, et al：The mobility of the sacroiliac joints in healthy volunteers between 20 and 50 years of age. Clin Biomech 10：352-361, 1995
22) Kissling RO, et al：The mobility of the sacroiliac joint in healthy subjects. Bull Hosp Jt Dis 54：158-164, 1996
23) Sturesson B, et al：Movements of the sacroiliac joints：a roentgen stereophotogrammetric analysis. Spine 14：162-165, 1989
24) Sturesson B, et al：A radiostereometric analysis of movements of the sacroiliac joints during the standing hip flexion test. Spine 25：364-368, 2000
25) Sturesson B, et al：A radiostereometric analysis of the movements of the sacroiliac joints in the reciprocal straddle position. Spine 25：214-217, 2000

26) Tullberg T, et al：Manipulation does not alter the position of the sacroiliac joint：A roentgen stereophotogrammetric analysis. Spine 23：1124-1128, 1998
27) Vleeming A, et al：Mobility in the sacroiliac joints in the elderly. A kinematic and radiological study. Clin Biomech 7：170-176, 1992
28) Chamberlain WE：The symphysis pubis in the roentgen examination of the sacroiliac joint. AJR Am J Roentgenol 24：621-625, 1930
29) Mens JM, et al：The active straight leg raising test and mobility of the pelvic joints. Eur Spine J 8：468-473, 1999
30) Nissinen MJ, et al：Development of trunk asymmetry in a cohort of children ages 11 to 22 years. Spine 25：570-574, 2000
31) Vercauteren M, et al：Trunk asymmetries in a Belgian school population. Spine 7：555-562, 1982
32) Burwell RG, et al：Standardised trunk asymmetry scores. A study of back contour in healthy school children. J Bone Joint Surg Br 65：452-463, 1983
33) Grivas TB, et al：Study of trunk asymmetry in normal children and adolescents. Scoliosis 1：19, 2006
34) Willner S：Development of trunk asymmetries and structural scoliosis in prepuberal school children in Malmö：Follow-up study of children 10-14 years of age. J Pediatr Orthop 4：452-455, 1984
35) Nissinen M, et al：Trunk asymmetry, posture, growth, and risk of scoliosis：A three-year follow-up study of Finnish prepubertal school children. Spine 18：8-13, 1993
36) Grivas TB, et al：The effect of growth on the correlation between the spinal and rib cage deformity. Implications on idiopathic scoliosis pathogenesis. Scoliosis 2：11, 2007
37) Grivas TB, et al：Trunk asymmetry in juveniles. Scoliosis 3：13, 2008
38) Stokes IA, et al：Measurement of the shape of the surface of the back in patients with scoliosis. The standing and forward-bending positions. J Bone Joint Surg Am, 69：203-211, 1987
39) Weiss HR, et al：Relationship between Vertebral Rotation and Cobb-Angle as Measured on Standard X-Rays. In D'Amico M, et al (eds)：Three Dimensional Analysis of Spinal Deformities. pp 155-59, IOS Press, 1995
40) Kouwenhoven JW, et al：The pathogenesis of adolescent idiopathic scoliosis：review of the literature. Spine 33：2898-2908, 2008
41) Kouwenhoven JW, et al：Analysis of preexistent vertebral rotation in the normal spine. Spine 31：1467-1472, 2006
42) Goldberg C, et al：Handedness and scoliosis convexity：a reappraisal. Spine (Phila Pa 1976) 15：61-64, 1990
43) Taylor JR：Vascular causes of vertebral asymmetry and the laterality of scoliosis. Med J Aust 144：533-535, 1986
44) Parent S, et al：Adolescent idiopathic scoliosis：etiology, anatomy, natural history, and bracing. Instr Course Lect 54：529-536, 2005
45) Lonstein JE, et al：Voluntary school screening for scoliosis in Minnesota. J Bone Joint Surg Am 64：481-488, 1982
46) Bunnell WP：The natural history of idiopathic scoliosis before skeletal maturity. Spine (Phila Pa 1976) 11：773-776, 1986
47) Brooks HL, et al：Scoliosis：A prospective epidemiological study. J Bone Joint Surg Am 57：968-972, 1975
48) Soucacos PN, et al：School-screening for scoliosis. A prospective epidemiological study in northwestern and central Greece. J Bone Joint Surg Am 79：1498-1503, 1997
49) Doi T, et al：Right thoracic curvature in the normal spine. J Orthop Surg Res 6：4doi：10, 2011
50) Luke MJ, et al：Congenital heart disease and scoliosis. J Pediatr 73：725-733, 1968

51) Niebauer JJ, et al : Congenital heart disease and scoliosis. J Bone Joint Surg Am 38-A : 1131-1136, 1956
52) Roth A, et al : Scoliosis and congenital heart disease. Clin Orthop Relat Res (93) : 95-102, 1973
53) Tallroth K, et al : Dextrocardia and coronal alignment of thoracic curve : a population study. Eur Spine J 18 : 1941-1945, 2009
54) Williams PL, et al : Gray's anatomy. 37th ed, p 330, Churchill Livingstone, 1989
55) DeSmet AA, et al : Radiology of spinal curvature. Mosby, 1985
56) Miles M : Lateral vertebral dimensions and lateral spinal curvature. Hum Biol 16 : 153-171, 1944
57) Crawford AH, et al : Scoliosis associated with neurofibromatosis. Orthop Clin North Am 38 : 553-562, 2007
58) Goldberg CJ, et al : Left thoracic curve patterns and their association with disease. Spine 24 : 1228-1233, 1999
59) Reamy BV, et al : Adolescent idiopathic scoliosis : review and current concepts. Am Fam Physician 64 : 111-116, 2001
60) Yeom JS, et al : Scoliosis associated with syringomyelia : analysis of MRI and curve progression. Eur Spine J 16 : 1629-1635, 2007
61) Morisaki N, et al : Spinal scoliosis associated with congenital heart diseases. Nippon Seikeigeka Gakkai Zasshi 38 : 699-700, 1964
62) Shands AR Jr, et al : The incidence of scoliosis in the state of Delaware ; a study of 50,000 minifilms of the chest made during a survey for tuberculosis. J Bone Joint Surg Am 37-A : 1243-1249, 1955
63) Jordan CE, et al : The scoliosis of congenital heart disease. Am Heart J 84 : 463-469, 1972
64) Kidd SA, et al : The incidence of congenital heart defects in the first year of life. J Paediatr Child Health 29 : 344-349, 1993
65) Ferencz C, et al : Genetic and environmental risk factors for major cardiovascular malformations : The Baltimore-Washington infant study 1981-1989. In : Perspectives in Pediatric Cardiology. Futura Publishing Co. Inc., Armonk, 1997
66) McCarver CL, et al : Left thoracic and related curve patterns in idiopathic scoliosis. the Scoliosis Research Society Meeting, 1970
67) Coonrad RW, et al : Left thoracic curve can be different. Orthop Trans 9 : 126-127, 1985
68) Millner PA, et al : Idiopathic scoliosis : biomechanics and biology. Eur Spine J 5 : 362-373, 1996
69) Goldberg CJ, et al : Left thoracic scoliosis configurations. Why so different? Spine 19 : 1385-1389, 1994
70) Gore DR, et al : Scoliosis screening : results of a community project. Pediatrics 67 : 196-200, 1981
71) James JI : Idiopathic scoliosis ; the prognosis, diagnosis, and operative indications related to curve patterns and the age at onset. J Bone Joint Surg Br 36-B : 36-49, 1954
72) Skogland LB, et al : The incidence of scoliosis in northern Norway. A preliminary report. Acta Orthop Scandinavica 49 : 635, 1978
73) Willner S, et al : A prospective prevalence study of scoliosis in Southern Sweden. Acta Orthop Scand 53 : 233-237, 1982

第2章
機能的非対称の原因とその影響

 Ⅰ なぜ，機能的非対称が生じるのか？ ▶22

- A 解剖学的下肢長差によって機能的非対称が生じるのか？ ▶22
- B 座位姿勢によって機能的非対称が生じるのか？ ▶26
- C 活動性によって機能的非対称が生じるのか？ ▶28
- D 咬合不全によって機能的非対称が生じるのか？ ▶32
- E 月経困難症によって機能的非対称が生じるのか？ ▶34

 Ⅱ 機能的非対称はどんな影響を及ぼすのか？ ▶36

- A 腰痛群と健常群における運動パターンの違い ▶36
- B 立位と座位における運動パターンの違い ▶40
- C 非対称が腰痛を引き起こすのか？ 腰痛が非対称を引き起こすのか？ ▶47

 Ⅲ 機能的非対称の評価 ▶51

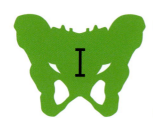

Ⅰ なぜ，機能的非対称が生じるのか？

　非特異的腰痛は，姿勢の非対称と相関しており，その多くが骨盤の非対称に起因する[1~3]．

　骨盤の非対称は，「矢状面と前額面の垂直軸における骨盤アライメントの非対称」[4]と定義される．

　矢状面での非対称性である**寛骨の回旋異常**は，左右の寛骨間のアライメント異常を指す．これはしばしば仙腸関節の機能不全の要因となる[5]．このアライメント異常では，一側の寛骨が前方/後方に回旋，または両側の寛骨がそれぞれ反対方向に回旋する[6]．

　前額面において，骨盤を水平面上に保持できない状態を，**骨盤の側方傾斜**と呼ぶ[7]．

　機能的非対称は，「左右の寛骨が，恥骨結合を通る水平軸を中心に反対側へ回旋すること」である（**図 2-1**）．この定義は，Pitkin ら[8]が 1936 年に最初に報告した．本項では，機能的非対称の出現に関するエビデンスを紹介する．

A 解剖学的下肢長差によって機能的非対称が生じるのか？

1 人為的な解剖学的下肢長差による機能的非対称

　人為的な解剖学的下肢長差は，足部を挙上させることで生じる．この場合，**挙上側＝延長側**となる．

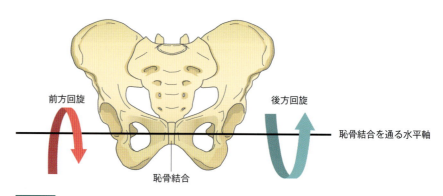

図 2-1 骨盤の機能的非対称

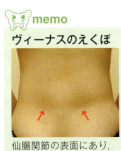

memo
ヴィーナスのえくぼ
仙腸関節の表面にあり，通常，上後腸骨棘(PSIS)の直上に位置する．

1）挙上側が後方回旋するのか？

Pitkinら[8]は，健常人(144人)を対象に，足部を左右個別に1.5インチ(約38.1 mm)挙上させた立位で，機能的非対称の程度を骨盤傾斜計で測定した．その結果，挙上側の寛骨は後方回旋，反対側は前方回旋することを報告した．寛骨全体の可動性は11°(3～19°)で，骨盤回旋角度は挙上程度に比例して増加した．

Drerupら[9]は，中等度側弯症20例を対象に，立位姿勢をラスタステレオグラフィで測定し，**ヴィーナスのえくぼ**(PSISの直上で外側)の動きを調べた．足部挙上を5 mmから30 mmまで増加させると，骨盤傾斜角度が10°増加した．えくぼの上昇と挙上量に相関性はなく，挙上量が増えるとえくぼは消失した．えくぼが消失したのは，挙上側の寛骨の後方回旋によるものと推測される．挙上側の寛骨が後方回旋し，反対側の寛骨が前方回旋したという結果は，Pitkinらの報告と一致している．

Cummingsら[10]は，1993年，赤外線LEDをランドマークに，骨盤肢位とその可動性を測定した．健常女性10例の足部を，中間立位で6.3～22.2 mm挙上させた．その結果，挙上側の寛骨が後方回旋し，反対側の寛骨が前方回旋した．全体的な寛骨の可動性は挙上程度と相関して，2～6°であった．

Beaudoinら[11]は，1999年，20例の健常女性を対象に，踵部を15 mm挙上させた状態での姿勢反射を，ビデオカメラと反射マーカーで測定した．この研究では，足部挙上と寛骨の回旋に密接な関連性が確認された．足部挙上では，挙上側の寛骨が平均3°，後方回旋した．

2）短縮側が前方回旋するのか？

扁平足では，足部アーチが低下するため，自然に下肢長が短くなる．

Krawiecら[12]は，こうした扁平足による解剖学的下肢長差を検討し，「短縮側(扁平足側)の寛骨が平均1°，前方回旋した」と報告した．短縮側の前方回旋と，延長側(挙上側)の後方回旋は相関関係にあるといえる．

Youngら[13]は，2000年，人為的な解剖学的下肢長差が体幹可動性に影響するかを確認した．対象者は健常女性29人，足部挙上は15～34 mm，腸骨稜は骨盤傾斜計で測定した．その結果，右下肢挙上時における右寛骨の後方回旋が$2.55±0.58°$，左下肢挙上時における左寛骨の後方回旋が$3.48±0.52°$であった．

Zabjekら[14]は，2001年，46例の左凸腰椎・左凸胸腰椎側弯症(平均年齢12歳)の女性を対象に，5/10/15 mmの踵挙上を行った．挙上する下肢はすべて左側とした．寛骨回旋の様子をビデオカメラで撮影し，56個の反射マーカーを設置して測定した．左下肢挙上により両側寛骨後方回旋が生じたのが11％，両側前方回旋が20％，右前方回旋と左後方回旋が68％であった．特発性側弯症に対しては，従来の報告である「挙上側では寛骨が後方回旋して下降する」とは一致しなかった．

以上のレビューから，<u>足部挙上側の寛骨が後方回旋する</u>．一方，扁平足などで生じた<u>下肢長差の短縮側は前方回旋する</u>．

2　自然に生じた解剖学的下肢長差による機能的非対称

　Giles ら[15]は，19～77 歳の慢性の非特異的腰痛症患者の腰仙椎部の椎間関節角度を，100 枚の X 線写真から測定した結果，短縮側寛骨の前方回旋が一般的であったと述べた．

　Cummings ら[10]は，この Giles ら[15]の所見から，「短縮下肢側の仙骨と寛骨が前方回旋するべきであり，自然に生じた解剖学的下肢長差は，機能的非対称を生じさせる」と推論した．

　Krawiec ら[12]は，2003 年，44 例の健常男性アスリートを対象に，安静立位時での機能的非対称と解剖学的下肢長差について検討した．その結果，44 例中 42 例で寛骨に非対称性が認められ，そのうち 73％ が右寛骨前方回旋で，その角度は平均 1.9±2.6° であった．寛骨に非対称性を有する 42 例中 30 例では，右下肢が 0.22±0.73 mm 短く，短縮側である右寛骨が前方回旋していた．機能的非対称の大きさと解剖学的下肢長差に相関性が認められたこの結果は，統計学的有意差が認められないため明確に結論づけることはできないが，人為的解剖学的下肢長差で確認された「延長下肢側の寛骨が後傾する」という結論と一致している（図 2-2）．この研究結果から，<u>自然に生じた解剖学的下肢長差も，機能的非対称に影響を与える</u>ことが推論された．

　Barakatt ら[16]は，人為的な下肢長差や片脚立位，**ランジ肢位**による機能的非対称を，体操選手群と一般健常者群を対象に検討した．従来の報告と同様に，両群ともに延長下肢側で寛骨の後方回旋が観察されたが，体操選手群での骨盤の回旋角度が有意に大きかったと報告している．

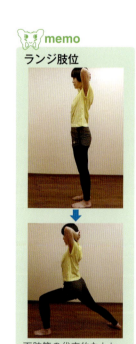

ランジ肢位

下肢筋の代表的なトレーニング方法である．ポイントは脊柱弯曲を維持すること．下肢を前方へ踏み出し，膝が足首より前に出ないように，踏み出した大腿が床と平行になるまで，ゆっくり重心を下げる．

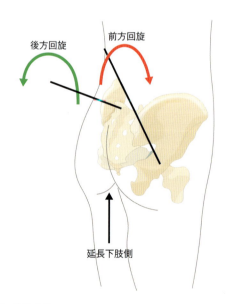

図 2-2　下肢挙上と骨盤変位
　延長側骨盤は後方回旋して，短縮側骨盤は前方回旋する．

3　足部挙上の効果

　解剖学的下肢長差を有する場合，短縮側の足部を挙上すると，機能的非対称による慢性の有痛性筋収縮が減少し，平衡状態を補正する受容器への刺激が低下する．解剖学的下肢長差に加え，機能的非対称と骨盤周囲筋群（腰方形筋など）の過緊張を有する場合，足部挙上は，仙腸関節と腰椎椎間関節の靱帯の緊張を減少させ，疼痛性筋性防御を減少させる．

　したがって，足部挙上は，わずかな解剖学的下肢長差を有する腰痛症例において，症状改善に寄与する．もちろん，腰方形筋と骨盤周囲筋群の過緊張の要因を検討し，その要因を完全に矯正することにより，過剰な筋収縮を排除することが重要である．

> **KEY POINT**
> - 特発性側弯症患者では，足部挙上と機能的非対称に相関関係は認められなかった．
> - 解剖学的下肢長差の長い側の寛骨は，後方回旋する．
> - 解剖学的下肢長差の短い側の寛骨は，前方回旋する．
> - 解剖学的下肢長差によって，寛骨に機能的非対称が生じる．
> - 先天的な解剖学的下肢長差が存在する場合，実際の生活における適応と代償が長期にわたるため，上記以外の結果になるケースもある．
> - 解剖学的下肢長差による骨盤および脊柱の非対称性には，足部挙上が効果的である．

B 座位姿勢によって機能的非対称が生じるのか？

　長時間の座位は，運動器系の平衡状態に影響を及ぼす．特に非対称姿勢を維持していると，影響は大きくなる[17]．座位に関連する疫学的報告からは，長時間の足組み座位が脊柱の不均衡を生じさせ[18]，非対称姿勢が後弯・側弯・前弯などの永続的な脊柱変形を生じ，非特異的腰痛の要因となることがみえてくる[18,19]．一般的な非対称座位姿勢としては，足組み座位，片手で頬杖をついた座位，後ろポケットに財布を入れて座る，机に顔を伏せて寝るなどの姿勢がある[20]．

　特に**足組み座位**では，腹部の内・外腹斜筋の非対称が脊柱不均衡の要因となる．また，腰椎の屈曲と回旋が生じるために，椎間板への負担が増加し，非特異的腰痛が起こりやすい（図2-3）[21,22]．

　成人の80％以上が，座る際に，**片手で頬杖をついた非対称な座位**姿勢をとっている（図2-4）[23]．この姿勢が長期に及ぶと，肩の高さ，目の位置，股関節の位置が変化する[23,24]．腹臥位で，片手で頬杖をついた姿勢を毎日行うと，運動器系の不均衡と脊柱の不安定性が生じ，脊柱障害の要因となる[25,26]．

　Woo ら[27]は，2種類の非対称な座位姿勢が，骨盤と脊柱の平衡状態に及ぼす影響について観察している．

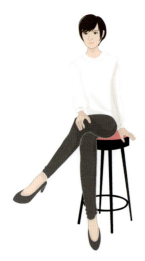

図2-3 足組み座位

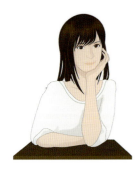

図2-4
片手で頬杖をついた座位

1）対象と方法
- **対象**：20歳代の健常人37例
- **方法**：
  ① 「足組み座位」と「片手で頬杖をついた座位」を1時間維持する．
  ② その後，1時間背臥位で安静とする．
  ③ 脊柱の姿勢分析は，開始時，非対称姿勢を1時間維持した直後，1時間背臥位で安静した直後にそれぞれ測定した．

2）結果（図2-5）
- **足組み座位**

　1時間維持した直後では，矢状面/冠状面における骨盤傾斜と脊柱前弯角が有意に変化し，機能的非対称と脊柱後弯に変化は認められなかった．1時間の背臥位安静後には，開始時と同じ状態に回復した．

- **片手で頬杖をついた非対称性座位**

　1時間維持した直後では，矢状面/冠状面における骨盤傾斜と腰椎前弯角が有意に変化していたが，機能的非対称と脊柱後弯角に変化は認められなかった．1時間背臥位安静後には，開始時と同じ状態に回復した．

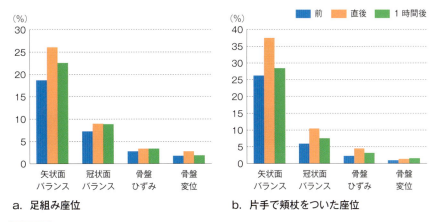

a. 足組み座位　　　　b. 片手で頬杖をついた座位

図 2-5 非対称性座位姿勢における骨盤と脊柱の変化

3）考察

骨盤と脊柱は，機能解剖学的に脊柱-骨盤複合帯として考えられている[28]．非対称性座位は骨盤の対称性に影響を及ぼし，脊柱に影響をきたす．

Panjabi ら[28]は，脊柱起立筋の非対称な短縮および緊張は，脊柱に，持続する不均衡状況を生じさせると述べている．

Woo ら[27]は，足組み座位と片手で頬杖をついた座位姿勢を 1 時間維持させ，直後に矢状面，冠状面の不均衡，骨盤の傾斜，腰椎前弯角が有意に変化し，非対称な座位姿勢によって骨盤および脊柱が容易に非対称になることを立証した．非対称は，1 時間の安静臥床後に消失した．しかし，非対称姿勢が習慣化すると，対象者がその姿勢をリラックスした肢位であると錯覚して，非対称姿勢が持続することになる．非対称姿勢が持続すると，筋，靱帯，骨，椎間板，骨盤に過剰なストレスが加わり，永続的な変形が生じる[29]．この変形が，運動機能障害の症状や変性性疾患を生じさせる．

このように，脊柱変形の進行には時間を要するが，2 次的に疼痛や神経学的合併症が起こり，心理的影響を及ぼすことも危惧される．

> **KEY POINT**
> ●足組み座位および片手で頬杖をついた座位の維持は，骨盤と脊柱に非対称を生じさせた．
> ●1 時間の背臥位で，非対称は消失した．

C　活動性によって機能的非対称が生じるのか？

骨盤の非対称がさまざまな病態・症状と関連しているという報告がある一方で，Saulicz ら[30]は，健常群（18〜39歳）の67.3％が骨盤非対称を有していたと報告している．

Gnat[31,32]らは，健常群で骨盤の非対称が観察されることから，非対称は，腰椎-骨盤-股関節複合体に加わる機械的負荷に対する**衝撃緩衝メカニズム**ではないかと考えた．そしてこのメカニズムを解明するために，非対称な抵抗運動とジャンプを行い，骨盤アライメントを構成する筋群への影響を調べた．

本項では，腰部・骨盤帯・下肢に対してさまざまな機械的負荷を加え，その前後で機能的非対称がどう変化したのか，興味深い報告を紹介する．

1）対象者

19〜37歳の大学生321人（平均22.71歳，男性154名，女性167名）．

解剖学的ランドマーク（上前腸骨棘および上後腸骨棘，腸骨稜の最高点）の触診検査において，骨盤が前額面上で対称的なアライメントであった．加えて仙腸関節可動性検査で対称であり，疼痛誘発テストは陰性であった．

2）方法

1つ目の荷重様式は，60 cm程度の台からの飛び降り動作であり，片脚着地と両脚着地がある（**図 2-6**）．これは腰部-骨盤帯-下肢に機械的衝撃を与えるため，**外的負荷タイプ**（地面からの反力）と呼ばれている．

2つ目の荷重様式は，腰椎骨盤帯に付着する外腹斜筋，腹直筋（**図 2-7**），股関節外旋筋（**図 2-8**），腸腰筋（**図 2-9**），ハムストリングス（**図 2-10**），大腿直筋（**図 2-11**）に対する抵抗運動である．この荷重様式は，**内的負荷タイプ**と呼ばれている．

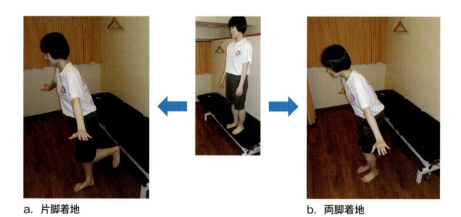

a. 片脚着地　　　　　　　　　　　　　　b. 両脚着地

図 2-6 60 cmの台からの飛び降り動作による比較（**外的負荷タイプ**）

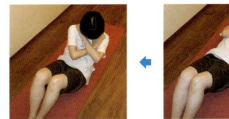
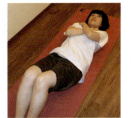

a. 非対称性腹筋動作　　　　　　　　　　　　b. 対称性腹筋動作

図 2-7 外腹斜筋（a）と腹直筋（b）に対する抵抗運動

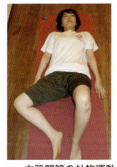
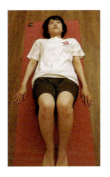

a. 右股関節の外旋運動　　　　　　　　　　　　b. 両股関節の外旋運動

図 2-8 股関節外旋筋に対する抵抗運動

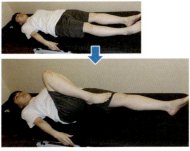
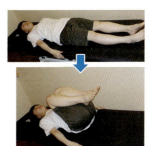

a. 右股関節の屈曲運動　　　　　　　　　　　　b. 両股関節の屈曲運動

図 2-9 腸腰筋に対する抵抗運動

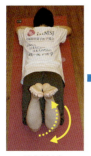
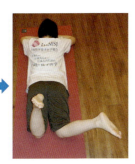
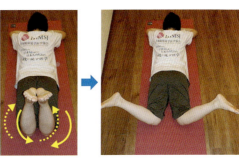

a. 片側（右）　　　　　　　　　　　　b. 両側

図 2-10 ハムストリングスに対する抵抗運動
　　　　　ハムストリングスは大腿二頭筋，半腱様筋，半膜様筋を指す．

Ⅰ　なぜ，機能的非対称が生じるのか？　29

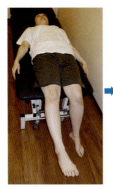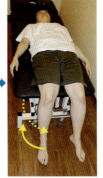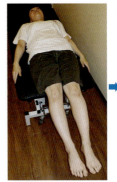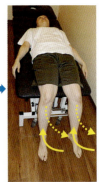

a. 片側（右）　　　　　　　　　　b. 両側

図 2-11　大腿直筋に対する抵抗運動

3）結果とまとめ（図 2-12，表 2-1）

　機械的負荷が，骨盤非対称を引き起こす可能性が示唆された．この結果の最大所見は，機械的負荷が非対称に加えられたときであった．

- **外的負荷タイプ**：片脚着地時，被験者の 100％において骨盤非対称を誘発した．両側着地時では 21.4％のみ非対称であった．
- **内的負荷タイプ**：骨盤非対称の出現率の最小は 15.4％（ハムストリングス），最大は 65.4％（股関節外旋筋群）であった（表 2-1）．

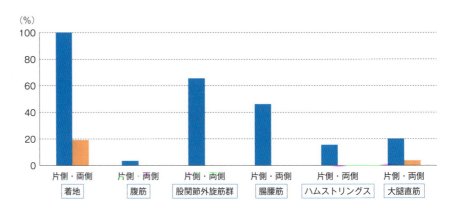

図 2-12　骨盤非対称の発生頻度

表 2-1　筋の走行による分類

下方走行の筋群	股関節外旋筋群	腸腰筋	大腿直筋	ハムストリングス
骨盤非対称の出現率	65.4%	46.1%	20%	15.4%
上方走行の筋群	腹直筋	外腹斜筋		
骨盤非対称の出現率	0%	3.4%		

骨盤の非対称性が機械的負荷によって現れるのは，驚くべきことではない．このような現象は，一般的な歩行分析でも観察される．

　骨盤の非対称性は，日常生活において一般的に観察されるものであり，日常生活動作の負荷によって誘発される<u>新規</u>な非対称性と，<u>固定化された非対称性</u>がある．<u>固定化された非対称性</u>が長期にわたって持続する場合，骨盤帯周囲組織は過大な張力を受ける．これは非対称による過負荷が蓄積するためであり，運動器系の主観的症状を生じる可能性がある．

　このように，骨盤の非対称性は，主観的な症状が現れる前に観察される場合があることに留意すべきである．

> **KEY POINT**
> - 骨盤の機能的非対称は，骨盤帯に加わる機械的負荷に対する衝撃緩衝メカニズムであり，非対称な機械的負荷に適応するための生理学的変化である．
> - 骨盤の非対称性は，非対称な機械的負荷によって現れる．

D 咬合不全によって機能的非対称が生じるのか？

咬合不全と整形外科所見には，相関関係がある[33~35]．
Korbmacher ら[36]は，頭部姿勢と頸部の傾きとの関係を定義するために，X線側面像での頭部計測評価を用いている[33,37~42]．さらに，他の報告では，下顎の長さと頸椎前弯との関係について述べられている[33,43]．

Festa ら[33]は，下顎遠位端の位置，下顎の矢状面の長さ，および頸椎前弯の増加に，統計的に有意な相関を確立した．

D'Attilio ら[43]は，矢状面上での下顎の位置と長さ，不正咬合の程度，下顎の傾斜に対する頸椎前弯には，統計的に有意な相関があることを発見した．しかし，いくつかの研究では特定の整形外科所見と特定の下顎位との間には相関関係がないと否定されている[44,45]．その後，脊柱と頭蓋部のアライメントを非侵襲的に検討する方法（ラスタステレオグラフィ）が報告され，脊椎の実証研究が可能であることが立証されている[46~50]．

Lippold ら[51]は，この方法を用いて背部の3次元測定と頭蓋顔面部の分析から，骨盤を含めた全身姿勢の相関を検討している．

1）対象者
- 歯列矯正治療で受診した骨格奇形（クラスⅡおよびⅢの不正咬合）を有する53人の健常成人（女性32人，男性21人，平均年齢24.6歳）．
- 神経学的所見なし．明らかな内科的または整形外科的疾患なし．

2）方法
頭蓋顔面部の分析はX線で，標準的な側面像での6つの角度パラメータの頭部計測分析（図2-13，表2-2）は，歯科矯正分析ソフトウェアを用いて行った．背部の3次元測定はラスタステレオグラフィを用いた．機能的非対称は，仙腸関節の後上方にあるヴィーナスのえくぼ間の角度を測定した．

3）結果とまとめ
上顎骨に関する項目（Ⅳ，Ⅵ）では，統計的に有意な相関は見られなかった．
下顎骨に関する項目（Ⅰ，Ⅱ，Ⅲ，Ⅴ）では，機能的非対称と有意な相関が見

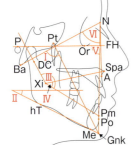

図 2-13 頭部計測分析
基準点，基準線，角度（Ⅰ~Ⅵ）．

表 2-2 基準点，基準線，角度の定義

Ⅰ	Ba-N-PT-GnK	顔面軸	facial axis
Ⅱ	P-Or-Me-hT	下顎下縁平面角	mandibular plane angle
Ⅲ	Xi-DC-Xi-Pm	下顎下縁傾斜角	inner gonial angle
Ⅳ	Xi-Spa-Xi-Pm	下顔面高径	lower facial height
Ⅴ	P-Or-N-Po	顔面長	facial depth
Ⅵ	Ba-N-N-A	上顎位	maxillary position

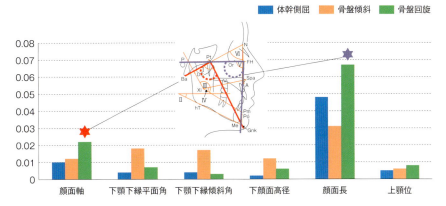

図 2-14 頭部計測分析と体幹骨盤変化の相関係数
顔面軸および顔面長と骨盤回旋に相関性が認められた．

られた（**図 2-14**）．下顎骨の角度は，顔面の非対称性とは関連しないが，脊柱の非対称性と顔面の非対称性の相関性に関しては詳細な分析をすることによって，骨格形状における重要な相互関係を明らかにできる可能性がある[52]．

> **KEY POINT**
> ● 顔面軸および顔面長と骨盤の機能的非対称性の相関性は，下顎の垂直面および矢状面位置と身体姿勢の関連性を示唆した．

E 月経困難症によって機能的非対称が生じるのか？

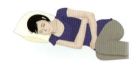

図 2-15
月経困難症

月経困難症は，最も一般的な婦人科疾患である[53]（図 2-15）．月経時の痛みを特徴とした月経困難症の有病率は約70％であり，その症状の持続時間は48〜72時間とされている[54]．

月経困難症の症状には，恥骨上部・股関節・腹部・大腿部の痛みやしびれ，吐き気（嘔吐），下痢，頭痛，嗜眠，倦怠感などがあり，月経困難症患者の15％が「日常生活に支障をきたす」と報告している[55〜60]．

月経困難症の生理学的メカニズムには，子宮の活性化による血流低下，プロスタグランジンおよびバソプレシンの変化が関連する[61]．プロスタグランジンの過剰放出は，子宮内膜の収縮および子宮内の圧迫を引き起こし，月経痛を引き起こす[62,63]．

Genders ら[64]は，仙椎と子宮を結ぶ**仙骨子宮靱帯**（および神経線維）の緊張が，月経痛の原因であると提唱した（図 2-16）．これは，キネシオテーピングを用いて仙骨子宮靱帯の緊張を緩めることで，月経時痛を緩和できると報告したLim C ら[65]によって確認された．

しかし，骨盤のアライメントが月経時痛を引き起こすかどうかについてのエビデンスは欠如している．Kim ら[66]が，骨盤のアライメントと月経困難症との関係を調査しているので，以下に紹介する．

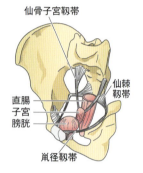

図 2-16
仙骨子宮靱帯
仙骨と子宮下部に走行して，子宮を後方から支持する．痛覚受容性の神経線維が分布する．

1）対象と方法
- **対象者**：女性122名
- **方法**：Visual Analogue Scale（VAS）で痛みを評価し，月経困難症質問票（MDQ）の結果に基づいて月経困難症群と正常群に分けた．姿勢評価は，Formetric 4Dを使用し，脊柱非対称，骨盤の傾斜，体表面の回旋，側方変位，脊柱後弯角／前弯角を含めた骨盤アライメントを測定した．

2）結果（図 2-17）
- 機能的非対称の有無は，月経時痛群が $2.4 \pm 1.8°$，正常群が $1.7 \pm 1.1°$ であり，有意差を認めた（$p<0.05$）．
- 脊柱非対称と骨盤傾斜について，両群間での有意差は認められなかった．
- 体幹回旋と体幹側方変位について，両群間で有意差は認められなかった．
- 体幹前弯と後弯角について，両群間で有意差は認められなかった．
- VAS 8以上の疼痛部位は，下腹部61.4％，側腹部50％，骨盤底9.1％，頭痛6.8％，側頭部痛2.3％であった．

3）考察
脊柱非対称，骨盤傾斜，体幹回旋，側方変位，前弯角，後弯角において有意差は認められなかった．しかし，機能的非対称に関しては，月経困難症群が有意に高値を呈した．

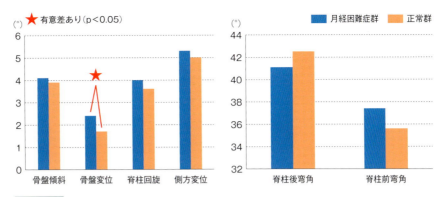

図 2-17 月経困難症と体幹骨盤アライメントの関係
骨盤変位と月経困難症に相関性がみられる.

　Proctor ら[67]は，子宮が収縮すると同時に，骨盤内部の体液量が増加することを報告している．この背景として，骨盤の非対称に起因する子宮の位置変化が，プロスタグランジンの分泌量を増加させたためではないかと述べている．

　Walsh ら[68]は，月経時痛を有する症例に対して，脊柱アライメントを正常化することで疼痛が改善したと報告している．彼らは，脊柱アライメントを正常化させて体性感覚を刺激することが，内臓の活動性を刺激することになり，疼痛軽減につながると述べた．したがって，機能的非対称が大きい群では，脊柱アライメントが不良であったために月経時痛を呈した可能性も考えられる．

　また，Kim ら[66]の被験者は，腰部/下腹部に50%および61.4%の高い疼痛率を有していた[73]．これは，オキシトシンおよびプロスタグランジン分泌量の不均衡を惹起する骨盤のアライメント異常によるものであったと考えられる．

🗝 KEY POINT

- 月経困難症群では，機能的非対称が有意に認められた．
- ＊著者らは，機能的非対称が大きい対象者は，脊柱マルアライメントを呈するために，月経時痛が生じると考えている．

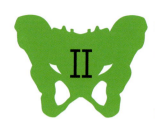

II 機能的非対称はどんな影響を及ぼすのか？

本項では，骨盤の非対称と体幹可動域の変化を，健常群と腰痛群との比較から紹介する．特に，骨盤の非対称と下肢長差との関連が深いことから，立位と座位を比較した文献をレビューする[69]．正常群で観察されるわずかな骨盤の非対称(骨盤傾斜と寛骨回旋)は，脊柱の異常と直接は関連していない．しかし腰痛や下肢痛の画像診断が難しいことを考慮すると，骨盤の非対称と運動パターンによる分類は，治療計画を作成・実行するうえで有用である．

A 腰痛群と健常群における運動パターンの違い

従来の報告では，腰痛群の分類と重症度についての合意が不足している[70〜72]．その要因は，調査された腰痛群の多様性に起因する．

Al-Eisa ら[69]は，「腰痛部位が片側性で，下肢痛が膝より近位の痛み(関連痛や放散痛ではない)であり，加えて痛みが姿勢や動作および時間依存性である」という均一な腰痛パターンを有する患者群を注意深く選択して検討しているので，従来の報告とあわせてレビューする．

1 生理学的運動(図2-18)の差異

1) 検査方法による差異

Hindle ら[73]は，腰痛群と健常群で，側屈と回旋の可動域に相違が生じていたが，統計学的有意性は認められなかったと報告した．

Al-Eisa ら[69]は，胸椎部と腰椎部に分類して検討した．その結果，胸椎部では腰痛群が健常群よりも有意に可動域が減少していたが，腰椎部の可動域では有意差を認めなかった．腰痛群における胸椎運動の減少は，痛みを回避するための代償動作に起因する可能性がある．Al-Eisa らが使用した非対称測定方法は，可動域全範囲を考慮している点において，意義がある．彼らの方法は測定値を百分率から検討し，対象者のパフォーマンスに対する非対称性として数値化している．

その結果，腰痛群は，健常群と比較して，側屈・回旋可動域の左右差が顕著であったことを認め，Gomez[71]らの報告(腰痛群では側屈運動の非対称性が有意であるが，回旋動作には左右差なし)と，部分的に一致している．

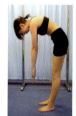
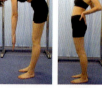
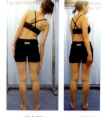

a. 前屈　　b. 後屈
c. 側屈　　d. 回旋

図 2-18
生理学的運動の種類

2) 骨盤非対称と体幹可動域の非対称(図2-19)

従来の文献では，腰痛と体幹運動に関連があると報告されているが，その要

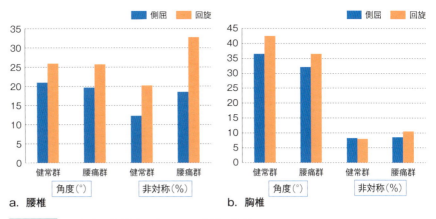

図 2-19 腰痛群と健常群における可動域の比較
腰痛群では可動域の絶対値には相違はないが，側屈・回旋ともに非対称性が有意に認められる．

因が運動器系の疼痛によるのか，非対称に関連するのかは不明である．そもそも，健常群が必ずしも理想的な身体構造を保有しているとはかぎらない．

Al-Eisa ら[69]は，体幹運動の非対称が，脊椎・脊椎構成体の制限または剛性を反映していると考えた．その結果，健常群における骨盤非対称と腰椎可動域の非対称が，密接に関連していることが示唆された．

腰痛群では，骨盤非対称が側屈の非対称に関連していたが，体幹回旋の非対称とは関連していなかった．腰痛群における回旋の非対称は，脊椎周囲組織の制限というよりも，疼痛を回避しようとする防御姿勢，不安の増大，非対称な疼痛分布に起因する可能性がある．

他の報告では，体幹のねじれが腰痛を引き起こす最も一般的な動きであることが示唆されている[74,75]．

Al-Eisa ら[69]の結果は，体幹回旋の制限が腰痛に関連しているという以前の報告[71,76]と一致した．

2 複合運動の差異

体幹運動学における未解決問題として，**複合運動** coupling motion がある（**図 2-20**）．複合運動は，生理学的運動が側屈または回旋のいずれかであるとき，付随して生じる脊柱の結合運動である．

Al-Eisa ら[69]が体幹可動性を定量化するために使用した複合運動測定値は，3 次元 X 線撮影測定値とほぼ一致し[77,78]，可動域範囲の絶対値は，従来の研究で報告された可動域とほぼ一致していた[73,79]．これまで，健常群と腰痛群を鑑別できなかった要因は，おそらく腰椎部と下部胸椎部の動きを個別に定量化しなかった（例えば Masset ら[80]）ためである．

Al-Eisa ら[69]は，腰痛群の，**腰椎回旋複合運動**において有意に顕著な非対称性を確認したが，腰椎側屈複合運動では有意差を認めなかった．さらに胸椎回

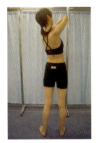

a．伸展複合運動
伸展＋左側屈＋右回旋

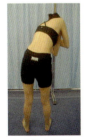

b．屈曲複合運動
屈曲＋右側屈＋右回旋

図 2-20 複合運動

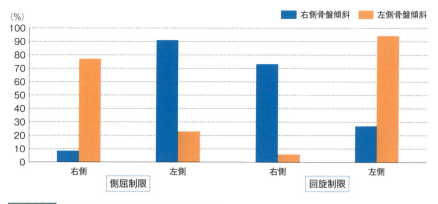

図 2-21 骨盤の側方傾斜と可動域の関係
骨盤の側方傾斜により反対側の側屈制限と回旋制限が顕著に認められる.

旋/側屈複合運動では,健常群と腰痛群間で有意差を認めなかった.
　この結果から,骨盤非対称を有する腰痛群では,同側または反対側の体幹および骨盤周囲筋群の防御的筋攣縮や椎間板病変によって,複合運動に影響を及ぼす可能性が危惧される.さらにこの結果は,腰椎の中間肢位から側屈すると,反対側への回旋が生じるという見解を支持している[81].

1) 解剖学的下肢長差が複合運動にどう影響するのか？

　骨盤非対称と腰椎運動に関する報告では,主に前額面での非対称性(=側方傾斜)に焦点が当てられている.骨盤の側方傾斜は,一般に解剖学的下肢長差によって引き起こされる.
　Mincer ら[82]は,解剖学的下肢長差が体幹の屈曲/伸展に影響しないことを示唆している.
　Coates ら[83]は,健常人の左足部下に 2.5 cm の楔を入れて,人為的に解剖学的下肢長差を作ると,右側屈が著しく減少され,左側屈が増加したが,回旋には有意差がなかったことを報告した.
　解剖学的下肢長差は,**骨盤の側方傾斜**(前額面における非対称)と相関するが,**寛骨回旋**(矢状面における非対称)とも相関する[84].つまり,解剖学的下肢長差は,骨盤の側方傾斜や寛骨の回旋,または双方の組み合わせとして,骨盤内で生じる可能性がある.
　Al-Eisa ら[69]は,骨盤の側方傾斜と寛骨の回旋を区別するために,上前腸骨棘と上後腸骨棘の位置/方向を評価した.その結果,右側が高い骨盤の側方傾斜は,左側屈制限と右回旋制限に関連し,逆もまた同様であった(**図 2-21**).これは,骨盤の側方傾斜がしばしば,短脚側への凸を有する補償機能的体幹側弯症(**姿勢異常による機能的側弯症**)と関連しているという一般的な考えと一致している[85,86].
　一方,骨盤における回旋非対称,すなわち寛骨の回旋は,側屈には影響しない.Lee[87]は,寛骨回旋の非対称は,後方回旋した寛骨に向かって腰椎が回旋

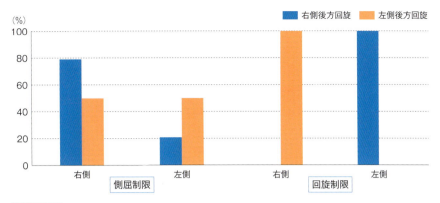

図 2-22 寛骨の後方回旋と可動域の関係
寛骨の後方回旋により反対側への回旋制限が顕著に認められる.

することによって生じると述べている.これは,Al-Eisa ら[69]によっても確認された.右寛骨の後方回旋は,制限された左回旋に関連し,逆もまた同様である(図 2-22).

> **KEY POINT**
> ● 腰痛群では,可動域の非対称に有意差がある(図 2-19).
> ● 骨盤の非対称は,体幹運動の非対称と密接に関連している.
> ● 骨盤の側方傾斜では,反対側の側屈制限と回旋制限が顕著に認められる(図 2-21).
> ● 寛骨の後方回旋では,反対側への回旋制限が顕著に認められる(図 2-22).
> ● 腰痛群では,腰椎回旋複合運動に非対称が認められる.

B 立位と座位における運動パターンの違い

骨盤の非対称は，さまざまな部分にひずみを与え，運動器系由来の疼痛を引き起こす恐れがある[84,85,87〜90]．特に，骨盤非対称の代償作用は，腰椎の力学を変化させる．例えば，立位姿勢における運動パターンの変化である[13]．しかし，立位で生じる変化が，座位でも生じるのかは不明である．本項では，立位で確認された骨盤非対称が，座位でも確認されるかを検討する．

立位での体幹運動の変化によって痛みが生じる部位は，**腰部・殿部・大腿部**である[91]．この痛みは，時間と運動量によって変化し，神経学的脱落所見と放散痛が存在しない点が特徴的である[92]．

座位での体幹運動の変化は，機能的姿勢での運動能力に影響する．つまり，健常群の場合，立位時は正常な腰椎前弯位だが，座位時には骨盤が軽度後傾して腰椎前弯減少肢位を呈する．そのため，立位と座位で，体幹の可動性が変化する．

また，脊柱のアライメント変化は，脊柱の複合運動に多大な影響を及ぼす[74,93〜95]．異常な複合運動は，脊柱機能障害の指標とされている[96]．

1 座位：機能的非対称と体幹可動性

1）機能的非対称 ➡ 脊柱の構造変化 ➡ 代償機構

機能的非対称は，脊柱側弯症のような腰椎の椎体回旋変化を含む2次的なアライメント変化につながることが多い[90,97,98]．この2次的なアライメント変化は脊柱の構造変化につながり，脊柱の構造変化は，非対称な可動性と関連している．

興味深いのは，機能的非対称と胸郭の非対称性運動との相関関係が，健常群のみで確認されたことである（図2-23）．健常群における機能的非対称の代償が体幹全体で生じているのに対して，腰痛群では腰部だけで生じている．この代償機構の違いが，非特異的腰痛症の特徴の1つである．

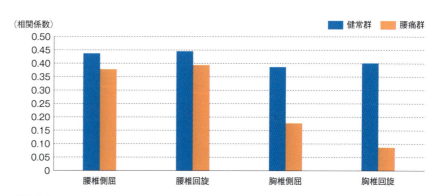

図2-23 座位での骨盤非対称と体幹可動域の相関性
腰椎可動域：腰痛群・健常群ともに，骨盤非対称性との相関性が高い．
胸椎可動域：腰痛群では，胸椎側屈・回旋との相関性はなかった．

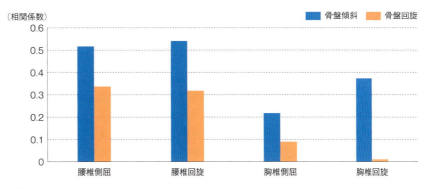

図 2-24 座位での骨盤非対称と体幹可動域変化
骨盤傾斜と腰椎可動域と胸椎回旋動作で相関性が高い．

2）機能的非対称と骨盤の側方傾斜
● **腰椎の可動性**（図 2-24）

　機能的非対称と骨盤の側方傾斜は，どちらも座位における腰椎可動性の非対称性と相関していた．これは，立位における骨盤非対称に関連する腰椎部の不均衡が，座位でも維持されることを示唆している．

● **胸椎の可動性**

　胸椎の可動性について，骨盤の側方傾斜は関連するが，機能的非対称は相関しなかった．

　この結果から，機能的非対称のタイプ（回旋非対称と側方傾斜）によって，脊柱での代償機構が異なると考えられる．**回旋非対称**では，寛骨の後方回旋側に腰椎が回旋する[90]．しかし，**骨盤の側方傾斜**では，代償性の機能的側弯傾向により，短縮下肢側に凸を成す側弯を生じる．この**機能的側弯**は，骨盤の側方傾斜による重心の変化を代償することで生じる．そのため骨盤傾斜と前額面での脊柱の非対称性には関連性が認められ，結果として骨盤の側方傾斜が胸椎可動性と相関する理由を説明している[85,86]．

2　座位：腰痛群と健常群の比較

1）生理学的運動
● **腰椎の可動性**（図 2-25）

　腰痛群と健常群間で有意差は認めなかった．しかし，腰痛群は，側屈と回旋で有意に高い非対称を示した[96]．そのため，腰椎の可動性を評価する際には，可動域の大きさよりも左右の非対称をみることが良い指標になると考えられる．

　座位において，腰痛群で顕著な非対称が確認されたことは，骨盤の非対称に伴う体幹回旋（**運動開始前の安静時体幹回旋**）があることを意味している[99]．

● **胸椎の可動性**（図 2-26）

　胸椎の可動域は，腰痛群の回旋可動域で有意に減少していたが，左右の非対称に有意差は認められなかった．

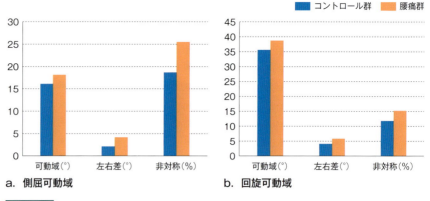

図 2-25 座位での腰椎可動域

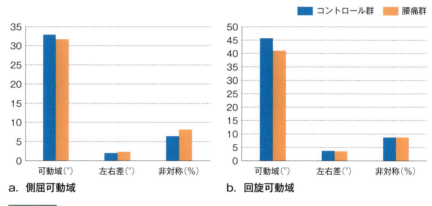

図 2-26 座位での胸椎可動域

　座位姿勢で回旋を伴う運動は，下肢，特に股関節の可動域が制限され，ほぼ体幹のみでの回旋運動となる．座位姿勢の特徴である椎間板内圧の上昇と線維輪の強度低下に加えて，回旋動作が生じることで腰痛発症のリスク要因となる．回旋始めの 10〜20° ではわずかな筋力を必要とするだけだが，それ以上回旋するには，骨靱帯構造の剛性を克服する筋力が必要である[99,100]．腰痛群では疼痛を有するため，この剛性を超える筋力を発揮することが困難となる．そのため，腰痛群での胸椎回旋制限は，疼痛に対する防御機構と解剖学的制限の両方によるものだと考えられる．

　文献によると，腰痛群の座位における腰椎回旋角度は 35〜80° である[99〜101]．この角度の差は測定方法の違いによる．

2）複合運動

　複合運動は，脊柱の姿勢および矢状面での肢位（屈曲/伸展）に依存する[77,93〜95]．健常群における座位での複合運動では，回旋運動時，大多数は反対側への腰椎側屈複合運動を示し，in vitro[81] および in vivo での[103]所見と一致した（図 2-27）．

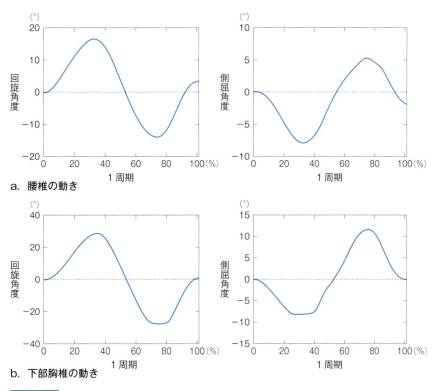

a. 腰椎の動き

b. 下部胸椎の動き

図 2-27 座位での軸性回旋運動に伴う複合運動
中間位から左回旋/右回旋してから中間位に戻すまでを，1周期としている．
腰椎と下部胸椎の側屈は，回旋と反対方向へ生じる．

Al-Eisa らの報告[99]は，Vicenzino ら[81]の *in vitro* 所見と一致するが，Vachalathiti[103]の *in vivo* 所見の一部とは対照的な結果である．

この矛盾は，腰椎運動をどのように記述するかの違いだと考えられる．Al-Eisa ら[99]は，腰椎と仙骨軸の間の相対運動を定量化しているが，Vachalathiti ら[103]は，下部胸椎と骨盤の間の相対運動として定量化している．Al-Eisa ら[99]の所見では，半屈曲姿勢の側屈は同側への回旋であり，回旋は反対側への側屈を伴っていた．

腰痛群と健常群間では，回旋複合運動において明確な差異が認められた（**図 2-28〜30**）[99]．

椎間関節が複合運動を誘導すると仮定する[94,104]と，複合運動の変化は椎間関節の異常を示唆すると考えられ，腰痛との関連性を示す報告もある[74,105]．

3　立位と座位の比較：可動性の力学

1）生理学的運動（図 2-31，32）

立位は座位よりも制限が少ないにもかかわらず，回旋可動域は座位のほうが有意に大きかった[99]．この要因は，腰椎椎間関節が座位時に開大し，立位で圧縮されるという解剖学的構造によるものかもしれない．腰椎が半屈曲姿勢にな

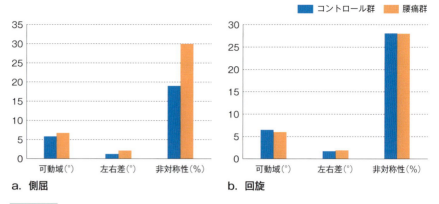

図 2-28 座位での側屈複合運動における腰痛群と健常群の比較

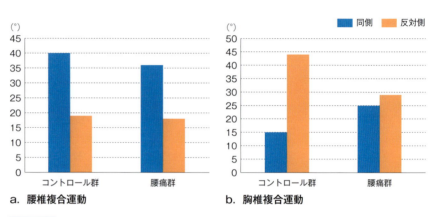

図 2-29 座位での側屈複合運動

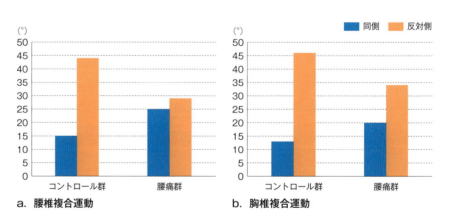

図 2-30 座位での回旋複合運動

る座位姿勢は，椎間関節をわずかに開大させるため，腰椎回旋運動が大きくなる．受動的組織（例：緊張した靱帯）の抵抗，および骨盤可動性の制限は，立位よりも，座位時の側屈を著しく制限する．腰椎回旋の非対称性は，座位で減少したが，側屈の非対称性は同程度であった．

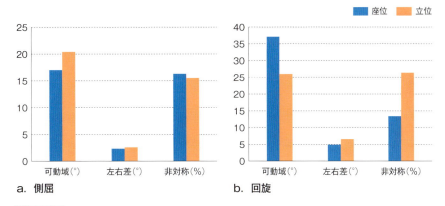

図 2-31 腰椎可動域における座位と立位での比較

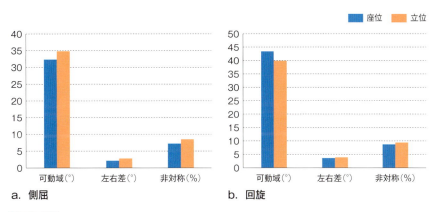

図 2-32 胸椎可動域における座位と立位での比較

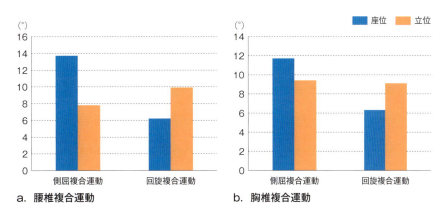

図 2-33 複合運動における座位と立位の比較

　この結果は，座面の骨盤を水平化しても，付随して生じる機能的側弯の矯正にはならないという考えを支持する．

2）複合運動（図 2-33）

　White ら[104]は，複合運動が椎間関節の向き，個々の椎骨の幾何学的形状，および脊柱姿勢といった多くの要因に依存することを示した．

　Al-Eisa ら[99]は，脊柱の姿勢変化が直接的に複合運動に影響するという従来の報告[77,93,94]を肯定した．

　興味深いのは，側屈複合運動の可動域は座位で有意に高く，回旋複合運動の可動域は立位が有意に高かった点である．この知見は，主要運動の範囲に良好な対応を示した．主要な動きが増加する際に，複合運動も同様に増加したと考えられる．

> **KEY POINT**
> - 側屈複合運動は，立位より座位が大きい（**図 2-33**）．
> - 回旋複合運動は，座位より立位が大きい（**図 2-33**）．
> - 回旋可動域は，立位よりも座位が大きい（**図 2-31b，32b**）．
> - 側屈可動域は，座位よりも立位が大きい（**図 2-31a，32a**）．

C 非対称が腰痛を引き起こすのか？
腰痛が非対称を引き起こすのか？

本項では，非対称と腰痛との因果関係を，その発生原因と病態から述べる．

1 下肢長差と腰痛

下肢長差が，非特異的腰痛発症の危険因子の1つであることは，間違いなさそうである[109]．しかし，腰痛と下肢長差の相関性に関する文献をレビューすると，相関性があるという報告[98,105,110]と，ないという報告[2,98,111,112]がある．

この矛盾は，下肢長差の測定方法の違いによる．下肢長差測定のゴールドスタンダードはX線撮影法であるが，放射線被曝という有害性からあまり普及していない．それに代わる方法として，超音波測定方法がある[113]．改良された超音波測定方法は，X線撮影法との一致率も高い[114]．

Rannistoら[115]は，この超音波測定方法を用いて，下肢長差を測定した．

1）対象と方法
- **対象**：同一食品産業に従事する職員169人．
  - ・立位作業（精肉加工従事）群が114（女性26，男性88）人
  - ・座位作業（顧客サービス）群が34（女性30，男性4）人
- **方法**：下肢長差は再現性が確認されている超音波装置を用いて測定して，腰痛に関するアンケートを行い，関連性を検討した．

2）結果
下肢長差の出現率は，6 mmの下肢長差において立位作業群が49％，座位作業群44％，11 mmの下肢長差を有していた群はそれぞれ16％・15％で，両群間での有意差は認められなかった（**図 2-34**）．

6 mm以上の下肢長差を有する立位作業群は，下肢長差5 mm以下群と比較して1週間と3カ月間での腰痛強度が有意に高かったが，座位作業群では下肢長差と腰痛間で有意な関連性は認められなかった（**図 2-35～37**）．

3）考察
Gilesら[97]は，非特異的腰痛群（n＝1,309）のうち，下肢長差9 mm以上は20％で，コントロール群（n＝50）の8％より有意に高かったと報告した．

Fribergら[110]がフィンランドの兵士（n＝798）を対象にした検討では，下肢長差の腰痛有病率は，腰痛既往群が健常群よりも有意に高かったと報告している．

Gofton[98]は小規模研究ではあるが，10 mmの下肢長差を有する腰痛症例（n＝10）は，20～30分間の立位で痛みが増加したが，座位で即座に消失されたと報告しており，下肢長差と環境（立位/座位）が腰痛発生の要因として考えられる．

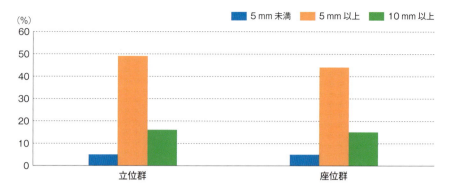

図 2-34　立位群と座位群における下肢長差の出現率

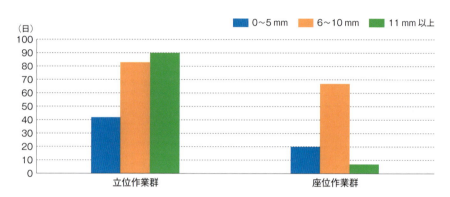

図 2-35　下肢長差と作業環境による過去 1 年間の腰痛有病日数の比較

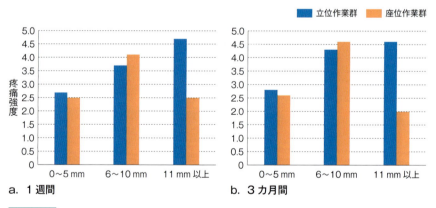

a. 1 週間　　　　　　　　　　　　b. 3 カ月間

図 2-36　下肢長差と作業環境による腰痛程度の比較

　適応代償の上限 20 mm を超える解剖学的下肢長差は，固有受容器を刺激して，疼痛性筋収縮を生じる．そのため，骨盤を水平にする足部挙上を，最初に選択するべきである．骨盤の高さを均等にするために，短縮側の足底にインソールを使用することは，必要な挙上量の評価に役立つと考えられる[106,107]．Danbert[108] は，インソールの適用を見直すべきだと提言している．

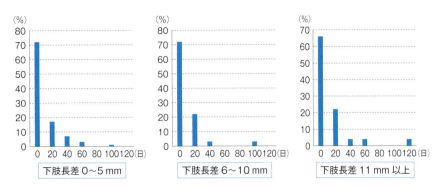

図 2-37 下肢長差と過去1年間の腰痛有病日数の関係

> 🔑 **KEY POINT**
> - 6 mm 以上の下肢長差を有して立位作業に従事する人では，腰痛の強度と頻度が有意に高かった．
> - 下肢長差と腰痛に，相関性は認められなかった．

2 可動域の非対称と腰痛

　Van Dillen ら[116)]は，腰痛群では健常群と比較して，下肢運動時に腰部骨盤帯の動きが早期に生じると報告している．

　下肢の自動運動初期相において，腰部骨盤帯が可動するということは，腰部骨盤帯の運動が日常生活において頻繁になるため，腰部骨盤帯へのストレスが増加することになる[117)]．日常生活における腰部骨盤帯の運動が画一的で反復されるものであれば，この傾向はより顕著となる．この**過剰運動パターン**が長期間にわたり反復されることで，腰部骨盤帯へのストレスはさらに増加し，**周囲組織の微細損傷 ⇒ 組織破綻 ⇒ 腰痛症**を導くことになる[118)]．

　腹臥位での股関節外旋自動運動テストでは，腰痛群と健常群とで，腰部骨盤帯が動くタイミングに相違がある[119,120)]．腰痛群に対して，四肢動作と腰部骨盤帯の運動パターンを修正する治療を行うことで，短期・長期的に良好な結果が報告されている[119)]．

　しかし，標準化された四肢運動テスト施行時，腰部骨盤部の運動に及ぼす影響についての報告は少ない．Scholtes ら[120)]は，2つの下肢自動運動（膝屈曲と股関節外旋）テスト時，腰痛群と健常群間で，腰部骨盤帯の動くタイミングと可動域を検討している．下肢自動運動テスト時，腰部骨盤帯の可動性のタイミングを確認することは，腰痛の関連因子を理解することになり，治療の一助となる．

1）対象と方法

- **対象**：健常群41例と非特異的腰痛群50例.
- **方法**：自動運動テストは腹臥位で，両側下肢を完全伸展位で，股関節は外転/内転中間位，大腿骨回旋中間位の腹臥位をとり，この肢位から自動運動で膝関節屈曲と股関節外旋テストを行った．結果測定は6個のカメラを用いた3次元動作解析器で行い，反射マーカーを体幹・骨盤・四肢に装着し，腰椎骨盤部と四肢の動きを測定した．

2）結果

- **膝関節屈曲角度**：腰痛群の最大屈曲角度は，健常群より小さかった．膝関節屈曲時，腰痛群の腰部骨盤帯の回旋角度は大きく，かつ早期に出現していた（**図2-38a，b**）．
- **股関節外旋角度**：腰痛群と健常群に有意差は認められなかった．腰痛群では，腰部骨盤帯の回旋が早期に生じ，角度が大きかった（**図2-38c，d**）．

3）考察

腰部骨盤帯の回旋が下肢自動運動の早期に生じたことは，非常に重要である．これらの所見は，日常生活での下肢運動に伴い，腰部骨盤帯が頻繁に可動していることを示す[117, 121]．

腰椎骨盤部の可動性の増加は，腰椎骨盤部組織の変性を伴う[122]．その結果，今回の研究で認められた腰痛群での腰椎骨盤部の可動性の早期化と増加は，腰部障害の発生と慢性化の因子となることが推測される（**図2-39**）．

> **KEY POINT**
> - 腰痛群では，腹臥位での膝関節屈曲角度が小さく，代償的に骨盤前傾角が大きい．
> - 腰痛群では，腹臥位での股関節回旋運動時，股関節外旋角度と骨盤回旋角が大きい．

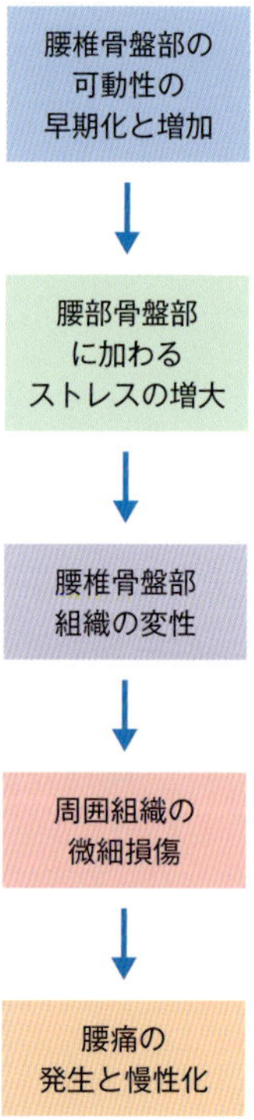

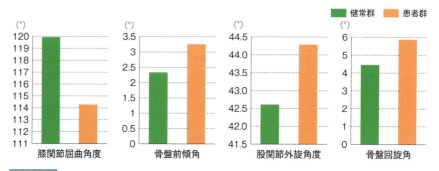

図2-39 可動頻度の増加による腰痛発生のメカニズム

図2-38 腰痛群と健常群における可動性の比較
腰痛群では膝関節屈曲角度が小さく，骨盤前傾角が大きい．
腰痛群では股関節外旋角度と骨盤回旋角が大きい．

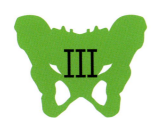

III 機能的非対称の評価

　骨盤帯と脊椎の理学検査には，整形外科テスト，神経学テスト，疼痛誘発テスト，機能テスト，姿勢評価などがある．これらのテストによって関節機能障害が生じている部位を推測し，治療を展開する．

　姿勢評価では，矢状面での腰椎骨盤角，前額面での骨盤傾斜または骨盤変位（機能的非対称）が，患者の主訴と関連しているかについてチェックする．姿勢評価で非対称が存在する場合，通常は解剖学的下肢長差から確認する．それは，多くの文献において，解剖学的下肢長差が腰痛の危険因子であり，頻繁に観察されると報告されているからである．

　例えばFribergは[123]，5 mm以上の解剖学的下肢長差が，健常群で50％，腰痛群で75％にあると述べている．

　解剖学的下肢長差は，運動連鎖として**姿勢異常**（脊柱弯曲，矢状面での骨盤傾斜）を引き起こす．こうした姿勢異常に対しては，足部挙上が効果的であるとされている[108, 124～127]．

　解剖学的下肢長差がないにもかかわらず，骨盤帯に非対称が認められる場合は，機能的下肢長差による機能的非対称が要因と考えられる[128～130]．

▶▶文献

1) Al-Eisa E et al：Fluctuating asymmetry and low back pain. Evol Hum Behav 25：31-37, 2004
2) Grundy PF et al：Does unequal leg length cause back pain? Lancet 2：256-258, 1984
3) Knutson GA：Incidence of foot rotation, pelvic crest unleveling, and supine leg length alignment asymmetry and their relationship to self-reported back pain. J Manipulative Physiol Ther 25：110E, 2002
4) Dubousset J：Pelvic obliquity：A review. Orthopedics 14：479-481, 1991
5) Egan DA et al：The standing forward flexion test：An inaccurate determinant of sacroiliac joint dysfunction. Physiotherapy 82：236-242, 1996
6) Cibulka MT et al：Changes in innominate tilt after manipulation of the sacroiliac joint in patients with low back pain. An experimental study. Phys Ther 68：1359-1363, 1988
7) Winter RB, et al：Pelvic obliquity：Its causes and its treatment. Spine 11：225-234, 1986
8) Pitkin H, et al：Sacrarthrogenetic telalgia. II A study of sacral mobility. JBJS. 18：365-375, 1936
9) Drerup B, et al：Movement of the human pelvis and displacement of related anatomical landmarks on the body surface. J Biomech 20：971-977, 1987
10) Cummings G, et al：The effect of imposed leg length difference on pelvic bone symmetry. Spine 18：368-373, 1993

11) Beaudoin L, et al：Acute systematic and variable postural adaptations induced by an orthopaedic shoe lift in control subjects. Eur Spine J 8：40-45, 1999
12) Krawiec CJ, et al：Static innominate asymmetry and leg length discrepancy in asymptomatic collegiate athletes. Man Ther 8：207-213, 2003
13) Young RS, et al：Effect of simulating leg length inequality on pelvic torsion and trunk mobility. Gait Posture 11：217-223, 2000
14) Zabjek KF, et al：Acute postural adaptations induced by a shoe lift in idiopathic scoliosis patients. Eur Spine J 10：107-113, 2001
15) Giles LG, et al：Lumbosacral facetal "joint angles" associated with leg length inequality. Rheumatol Rehabil 20：233-238, 1981
16) Barakatt E, et al：Interinnominate motion and symmetry：comparison between gymnasts and nongymnasts. J Orthop Sports Phys Ther 23：309-319, 1996
17) Harris GF, et al：Thoracic suspension：quantitative effects upon seating pressure and posture. Paraplegia 25：446-453, 1987
18) Healy GN, et al：Measurement of adults' sedentary time in population-based studies. Am J Prev Med 41：216-227, 2011
19) Kim MJ, et al：Analysis of clinical tendency of spinal disorder in primary, middle and high school students in Korea. J Korean Orient Med 27：43-49, 2010
20) Park IS, et al：Development of a system for measurement on sitting postural bias and biomechanical characteristics analysis of patients with pelvic asymmetry. Chonbuk National University Press, 2013.
21) Kang SY, et al.：A Comparison of pelvic, spine angle and buttock pressure in various cross-legged sitting postures. Phys Ther Korea 19：1-10, 2012
22) Kasahara S, et al.：Lumbar-pelvic coordination in the sitting position. Gait Posture 28：251-257, 2008
23) Alexander KM, et al：Differences in static balance and weight distribution between normal subjects and subjects with chronic unilateral low back pain. J Orthop Sports Phys Ther 28：378-383, 1998
24) Phimphasak C, et al.：Effects of seated lumbar extension postures on spinal height and lumbar range of motion during prolonged sitting. Ergonomics 59：112-120, 2016
25) Laskowski ER, et al：Refining rehabilitation with proprioception training：expediting return to play. Phys Sportsmed 25：89-104, 1997
26) Myers JB, et al：The role of the sensorimotor system in the athletic shoulder. J Athl Train 35：351-363, 2000
27) Woo HS, et al：Effects of asymmetric sitting on spinal balance. J. Phys. T. Sci. 28：355-359, 2016
28) Panjabi MM：The stabilizing system of the spine. Part I. Function, dysfunction, adaptation, and enhancement. J Spinal Disord 5：383-389, 1992
29) Park SA：Posture related lifestyle habits and knowledge of good posture among the elementary school students. Chosun University, Disertation of master's degree, 2007.
30) Saulicz E. et al：Asymmetrie des Beckens und Funktionsstörung von Iliosakralgelenken. Eine Studie an gesunden Probanden ohne Beschwerden an der Lendenwirbelsäule. Manuelle Medizin 39：312-319, 2001
31) Gnat R. et al：An attempt to identify mechanical factors leading to pelvis asymmetry -asymmetrical resistance exercises of the oblique abdominal muscles. J Sport Sci 22：241, 2004b
32) Gnat R. et al：An attempt to identify mechanical factors leading to pelvis asymmetry jump down with landing on one foot. J Sport Sci 22：239, 2004a
33) Festa F, et al：Relationship between cervical lordosis and facial morphology in Caucasian women with skeletal Class II malocclusion：a cross-sectional study. Cranio 21：121-129, 2003

34) Gresham H, et al：Cervical and mandibular posture. Dent Rec 74：261-264, 1954
35) Hirschfelder U, et al：Sagittale Kieferrelation und Wirbelsäulenhaltung：Untersuchungen zur Frage einer Abhä ngigkeit. Fortschr Kieferorthop 48：436-448, 1987
36) Korbmacher H, et al：Correlations between dentition anomalies and diseases of the of the postural and movement apparatus—a literature review. J Orofac Orthop 65：190-203, 2004
37) Lippold C, et al：Beziehungen zwischen kieferorthopädischen und orthopädischen Befunden. Man Med 38：346-350, 2000
38) Lippold C, et al：Interdisciplinary study of orthopedic and orthodontic findings in pre-school infants. J Orofac Orthop 64：330-340, 2003
39) Michelotti A, et al：Occlusion and posture：is there evidence of correlation? Minerva Stomatol 48：525-534, 1999
40) Huggare JA, et al：Head posture and cervicovertebral anatomy as mandibular growth predictors. Eur J Orthod 16：175-180, 1994
41) Nobili A, et al：Relationship between posture and occlusion：a clinical and experimental investigation. Cranio 14：274-285, 1996
42) Solow B, et al：Cranio-cervical posture：a factor in the development and function of the dentofacial structures. Eur J Orthod 24：447-456, 2002
43) D'Attilio M, et al：Cervical lordosis angle measured on lateral cephalograms；findings in skeletal class II female subjects with and without TMD：a cross sectional study. Cranio 22：27-44, 2004
44) Solow B, et al：Dentoalveolar morphology in relation to craniocervical posture. Angle Orthod 47：157-164, 1977
45) Sterzik G, et al：Morphologische Verknüpfungen von Eugnathien, Gebißanomalien der Klasse II/1 und Klasse III mit Veränderungen der Topographie der Halswirbelsäule im Fernröntgenseitenbild. Fortschr Kieferorthop 53：69-76, 1992
46) Drerup B, et al：Back shape measurement using video rasterstereography and three-dimensional reconstruction of spinal shape. Clin Biomech 9：28-36, 1994
47) Drerup B, et al：Shape analysis of the lateral and frontal projection of spine curves assessed from rasterstereographs. In：Sevastik JA, Diab KM, eds. Research Into Spinal Deformities. 1st ed. pp.271-275, IOS Press, Amsterdam, The Netherlands, 1997
48) Frobin W, et al：Rasterstereography：a photogrammetric method for measurement of body surfaces. Photogrammetric Eng Remote Sensing 47：1717-1724, 1981
49) Hackenberg L, et al：Rasterstereographic back shape analysis in idiopathic scoliosis after posterior correction and fusion. Clin Biomech 18：883-889, 2003
50) Hackenberg L, et al：Rasterstereographic back shape analysis in idiopathic scoliosis after anterior correction and fusion. Clin Biomech 18：1-8, 2003
51) Lippold C, et al：Trunk inclination, pelvic tilt and pelvic rotation in relation to the craniofacial morphology in adults. Angle Orthod 77：29-35, 2007
52) Goldberg CJ, et al：Idiopathic scoliosis and asymmetry of form and function. Spine 16：84-87, 1991
53) Proctor M, et al：Diagnosis and management of dysmenorrhoea. BMJ 332：1134-1138, 2006
54) Baines PA, et al：Pelvic pain and menstrual related illnesses. Emerg Med Clin North Am 19：763-780, 2001
55) Andersch B, et al：An epidemiologic study of young women with dysmenorrhea. Am J Obstet Gynecol 144：655-660, 1982
56) Ju H, et al：The prevalence and risk factors of dysmenorrhea. Epidemiol Rev 36：104-113, 2014
57) Kollipaka R, et al：Does psychosocial stress influence menstrual abnormalities in medical students? J Obstet Gynaecol 33：489-493, 2013

58) Raine-Fenning N : Dysmenorrhoea. Curr Obstet Gynaecol 15 : 394-401, 2005
59) Durain D : Primary dysmenorrhea : assessment and management update. J Midwifery Womens Health 49 : 520-528, 2004
60) Morrow C, et al : Dysmenorrhea. Prim Care 36 : 19-32, vii, 2009
61) Åkerlund M : Modern treatment of dysmenorrhea. Acta Obstet Gynecol Scand 69 : 563-564, 1990
62) Coco AS : Primary dysmenorrhea. Am Fam Physician 60 : 489-496, 1999
63) Yu J, et al. : Vertical transmission of Chlamydia trachomatis in Chongqing China. Curr Microbiol 58 : 315-320, 2009
64) Genders W, et al : Dysmenorrhea and pelvic dysfunction : a possible clinical relationship. Chiropr J Aust 33 : 23-29, 2003
65) Lim C, et al : The effect of the kinesio taping and spiral taping on menstrual pain and premenstrual syndrome. J Phys Ther Sci 25 : 761-764, 2013
66) Kim MJ et al : The relationship between pelvic alignment and Dysmenorrhea J Phys Ther Sci 28 : 757-760, 2016
67) Proctor ML, et al. : Spinal manipulation for primary and secondary dysmenorrhoea. Cochrane Database Syst Rev 19, 2006
68) Walsh MJ, et al : A randomized, placebo-controlled clinical trial on the efficacy of chiropractic therapy on premenstrual syndrome. J Manipulative Physiol Ther 22 : 582-585, 1999
69) Al-Eisa E, et al : Effects of Pelvic Skeletal Asymmetry on Trunk Movement : Three-Dimensional Analysis in Healthy Individuals Versus Patients With Mechanical Low Back Pain. Spine 31 : E71-E79, 2006
70) Klein AB, et al : Comparison of spinal mobility and isometric trunk extensor forces with electromyographic spectral analysis in identifying low back pain. Phys Ther 71 : 445-454, 1991
71) Gomez TT : Symmetry of lumbar rotation and lateral flexion range of motion and isometric strength in subjects with and without low back pain. J Orthop Sports Phys Ther 19 : 42-48, 1994
72) Battie MC et al : Isometric lifting strength as a predictor of industrial back pain reports. Spine 14 : 851-856, 1989
73) Hindle RJ et al : Three-dimensional kinematics of the human back. Clin Biomech 5 : 218-228, 1990
74) Marras WS, et al : The role of dynamic three-dimensional trunk motion in occupationally-related low back disorders : the effects of workplace factors, trunk position, and trunk motion characteristics on risk injury. Spine 18 : 617-628, 1993
75) Manning DP et al : Body movements and events contributing to accidental and nonaccidental back injuries. Spine 9 : 734-749, 1984
76) Kumar S et al : Human trunk strength profile in lateral flexion and axial rotation. Spine 20 : 169-177, 1995
77) Harrison DE, et al : Three-dimensional spinal coupling mechanics : I. A review of the literature. J Manipulative Physiol Ther 21 : 101-113, 1998
78) Pearcy MJ : Stereo radiography of lumbar spine motion. Acta Orthop Scand Suppl 212 : 1-45, 1985
79) Magnusson ML et al : Range of motion and motion patterns in patients with low back pain before and after rehabilitation. Spine 23 : 2631-2639, 1998
80) Masset D et al : Static and dynamic characteristics of the trunk and history of low back pain. Int J Indust Ergon 11 : 279-290, 1993
81) Vicenzino G et al : Sideflexion induced lumbar spine conjunct rotation and its influencing factors. Aust J Physiother 39 : 299-306, 1993
82) Mincer AE, et al : Effect of leg length discrepancy on trunk muscle fatigue and unin-

tended trunk movement. J Phys Ther Sci 9：1-6, 1997
83) Coates JE, et al：The influence of initial resting posture on range of motion of the lumbar spine. Man Ther 6：139-144, 2001
84) Egan DA：Pelvic skeletal asymmetry, postural control, and the association with low back pain：a review of the evidence. Crit Rev Phys Rehabil Med 11：299-338, 1999
85) McCaw ST et al：Biomechanical implications of mild leg length inequality. Br J Sp Med 25：10-13, 1991
86) Papaioannou T et al：Scoliosis associated with limb-length inequality. J Bone Joint Surg Am 64：59-62, 1982
87) Lee D：The Pelvic Girdle：An Approach to the Examination and Treatment of the Lumbo-Pelvic-Hip Region. Churchill Livingstone, Edinburgh, 1989.
88) Al-Eisa E et al：The association between lateral pelvic tilt and asymmetry in sitting pressure distribution. J Manual Manipulative Ther 12：133-142, 2004
89) Fann AV：The prevalence of postural asymmetry in people with and without chronic low back pain. Arch Phys Med Rehabil 83：1736-1738, 2002
90) Riegger-Krugh C et al：Skeletal malalignments of the lower quarter：Correlated and compensatory motions and postures. J Orthop Sports Phys Ther 23：164-170, 1996
91) Lund T et al：Three-dimensional motion patterns during active bending in patients with chronic low back pain. Spine 27：1865-1874, 2002
92) Waddell G. The Back Pain Revolution. Churchill Livingstone, London, NY, 1998.
93) Cholewicki J et al：Effect of posture and structure on three-dimensional coupled rotations in the lumbar spine：A biomechanical analysis. Spine 21：2421-2428, 1996
94) Panjabi MM et al：How does posture affect coupling in the lumbar spine? Spine 14：1002-1011, 1989
95) Pearcy MJ et al：Axial rotation and lateral bending in the normal lumbar spine measured by three-dimensional radiography. Spine 9：582-587, 1984
96) Stokes IA et al：Assessment of patients with low-back pain by biplanar radiographic measurement of intervertebral motion. Spine 6：233-240, 1981
97) Giles LG et al：Low back pain associated with leg length inequality. Spine 6：510-521, 1981
98) Gofton JP：Persistent low back pain and leg length disparity. J Rheumatol 12：747-750, 1985
99) Al-Eisa E, et al：Effects of Pelvic Asymmetry and Low Back Pain on Trunk Kinematics During Sitting：A Comparison With Standing. Spine 31：E135-E143, 2006
100) Torén A：Muscle activity and range of motion during active trunk rotation in a sitting posture. Appl Ergon 32：583-591, 2001
101) Kumar S et al：An electromyographic study of unresisted trunk rotation with normal velocity among healthy subjects. Spine 21：1500-1512, 1996
102) Mellin G et al：Asymmetry of lumbar lateral flexion and treatment outcome in chronic low-back-pain patients. J Spinal Disord 8：15-19, 1995
103) Vachalathiti R et al：Effects of age, gender and speed on three dimensional lumbar spine kinematics. Aust J Physiother 41：245-253, 1995
104) White AA, et al：Clinical Biomechanics of the Spine. 2nd ed. Lippincott, Philadelphia, PA, 1990
105) Frymoyer JW et al：Risk factors in low-back pain：an epidemiological study. J Bone Joint Surg Am 65：213-218, 1983
106) Hanada E, et al：Measuring leg-length discrepancy by the "iliac crest palpation and book correction" method：Reliability and validity. Arch Phys Med Rehabil 82：938-942, 2001
107) Aspegren DD, et al：Short leg correction：A clinical trial of radiographic vs non-radiographic procedures. J Manipulative Physiol Ther 10：232-238, 1987

108) Danbert RJ：Clinical assessment and treatment of leg length inequalities. J Manipulative Physiol Ther 11：290-295, 1988
109) Devereaux MW：Low back pain. Prim Care 31：33-51, 2004
110) Friberg O. Clinical symptoms and biomechanics of lumbar spine and hip joint in leg length inequality. Spine 8：643-651, 1983
111) Levangie PK：Association between static pelvic asymmetry and low back pain. Spine 24：1234-1242, 1999
112) Nadler SF, et al：Low back pain in college athletes. A prospective study correlating lower extremity overuse of acquired ligamentous laxity with low back pain. Spine 23：828-833, 1998
113) Terjesen T, et al：Leg-length discrepancy measured by ultrasonography. Acta Orthop Scand 62：121-124, 1991
114) Rannisto S, et al：Measurement of leg-length discrepancy using laser-based ultrasound method. Acta Radiol 52：1143-1146, 2011
115) Rannisto S, et al：Leg-length discrepancy is associated with low back pain among those who must stand while working. BMC Musculoskeletal Disorders 16：110, 2015
116) Van Dillen LR et al：Effect of active limb movements on symptoms in patients with low back pain. J Orthop Sports Phys Ther 31：402-418, 2001
117) Adams MA：The Biomechanics of Back Pain. Churchill Livingstone, Edinburgh, 2002.
118) Van Dillen LR, et al：Classification, intervention, and outcomes for a person with lumbar rotation with flexion syndrome. Phys Ther 85：336-351, 2005
119) Gombatto SP, et al：Gender differences in pattern of hip and lumbopelvic rotation in people with low back pain. Clin Biomech 21：263-271, 2006
120) Scholtes SA, et al：Differences in lumbopelvic motion between people with and people without low back pain during two lower limb movement tests. Clinical Biomechanics 24：7-12, 2009
121) McGill SM：The biomechanics of low back injury：implications on current practice in industry and the clinic. J Biomech 30：465-475, 1997
122) Leone A, et al：Lumbar intervertebral instability：a review. Radiology 245：62-77, 2007
123) Friberg O：Leg length inequality and low back pain. Lancet 2：1039, 1984
124) Baylis WJ, et al：Functional and structural limb length discrepancies：evaluation and treatment. Clin Podiatr Med Surg 5：509-520, 1988
125) Irvin RE, et al：The origin and relief of common pain. J Back Musculoskeletal Rehabil 11：89-130, 1998
126) Triano JJ：Objective electromyographic evidence for use and effects of lift therapy. J Manipulative Physiol Ther；6：13-16, 1983
127) Irvin RE：Reduction of lumbar scoliosis by use of a heel lift to level the sacral base. J Am Osteopath Assoc 91：34, 37-44, 1991
128) Knutson GA：Anatomic and functional leg-length inequality：a review and recommendation for clinical decision-making. Part I, anatomic leg-length inequality：prevalence, magnitude, effects and clinical significance. Chiropr Osteopat 13：11, 2005
129) Knutson GA：Anatomic and functional leg-length inequality：a review and recommendation for clinical decision-making. Part II, the functional or unloaded leg-length asymmetry. Chiropr Osteopat 13：12, 2005
130) Cooperstein R, et al：Pelvic torsion：anatomical considerations, construct validity, and chiropractic examination procedures. Top Clin Chirop 7：38-49, 2000

第3章
なぜ，正中化するのか？

 I 骨盤の正中化 ▶58

　　A. なぜ，骨盤を正中化するのか？ ▶58

　　B. 骨盤の正中化による臨床効果 ▶58

 II 脊柱の正中化 ▶59

　　A. なぜ，脊柱を正中化するのか？ ▶59

　　B. 脊柱の正中化による臨床効果 ▶60

 III 自動運動テストと正中化 ▶61

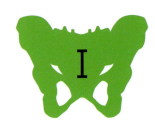

I 骨盤の正中化

A. なぜ，骨盤を正中化するのか？

　骨盤は，腹部を支持し，下肢と脊柱を連結している（図3-1）．立位時には脊柱から下肢に荷重を伝達し，姿勢維持と上肢の円滑な運動を提供する[1]．

　身体の重心点がある骨盤を正中化することは，骨盤を中心にしたアライメントの再建を意味し，日常生活と歩行動作の改善につながる[2]．

B. 骨盤の正中化による臨床効果

　Alcantara[3]らは，仙腸関節性疼痛症例に対して骨盤の正中化を行い，直後に疼痛が軽減して，機能障害が改善したことを報告している．

　Parkら[4]は，健常な高齢者20例に対して骨盤の正中化を行い，バランス能力が改善したと述べている．

　Gongら[5]は，骨盤の正中化によって，床反力による左右足圧が均等になり，機能的下肢長差を変化させることができたと報告している．さらに彼らは，大学生のアスリートを対象に骨盤正中化群とストレッチ群に分類し，正中化およびストレッチ前後で，垂直跳びの高さを比較した．その結果，ストレッチ群は不変だったが，骨盤調整群では有意に改善がみられた[6]．

　Choら[7]は，健康な若年女性を，骨盤正中化群とコントロール（ストレッチ）群に分け，治療前後に歩行分析を行った．その結果，正中化群では歩行時における骨盤の安定化が際立ち，股関節と膝関節の不安定性が改善した．

　骨盤の正中化は，左右の寛骨の対称性（前・後傾，高さ）を改善する．これにより，寛骨前方回旋筋である大腿直筋と縫工筋，寛骨後方回旋筋であるハムストリングスと大殿筋の左右筋長のバランスがとれる．

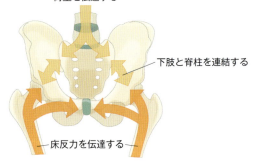

図3-1 骨盤の機能

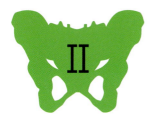

II 脊柱の正中化

A. なぜ，脊柱を正中化するのか？

著者らが考える**脊柱の正中化**とは，手技としては脊椎の椎間関節に対する**グレードIIの牽引**である．著者らは，グレードIIの牽引を，関節面の離開を目的とした「関節包の伸張」ではなく，「関節包の緊張」と定義している（図3-2）．そのため本項では，脊椎のモビライゼーションに関する所見をレビューする．

Pickar[8]は，脊椎モビライゼーションによる神経生理学的因子として，以下の機序を支持している．

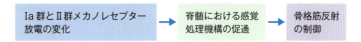

ここでは，セロトニン作動性およびノルアドレナリン作動性受容器が，脊椎モビライゼーションによって鎮痛性反応を生じる**下行性抑制伝導路**（図3-3）を活用すると仮説づけられている[9]．筋電図学的研究によると，速い速度でのモビライゼーション手技が，脊柱のtype II関節性メカノレセプターから発する筋活動と[10]，治療部位の反対側に隣接する筋群の筋活動を誘発させることが示唆されている[10, 11]．

Herzogら[12]は，脊椎モビライゼーションによる反射性反応の起源として，背筋のTSM（thoracic spine manipulation）における明確なEMG（electromyography）反応は，マニピュレーション側の脊柱上肢帯筋である三角筋に広がる

memo

牽引のグレード
牽引のグレードは，3段階に分けられる．
グレードI：リラックスさせた状態で，皮膚を緩めることによる**緩和**である．
グレードII：関節包が緊張しはじめる程度の**牽引**で，その目的は関節周囲組織の統合性の評価と，A線維への刺激である．
グレードIII：モビライゼーションを目的とした**関節包の伸張**である．

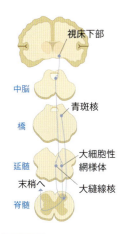

図3-3
下行性抑制伝導路
視床下部から脊髄後角へ下行して，末梢組織から脊髄後角への侵害情報入力を抑制する神経系

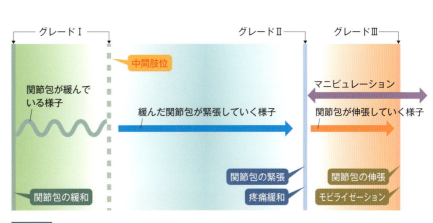

図3-2 並進運動（牽引運動）のグレード分類

ことを報告している.

B. 脊柱の正中化による臨床効果

1 肩関節障害に対する胸椎モビライゼーション

　肩関節障害に対する胸椎モビライゼーションは,症状を改善させる傾向がある[13,14]．

　しかしWintersら[14]は,ステロイド注入群において,より早い改善が認められることから,肩関節疾患を明確に鑑別する必要性を指摘している.

　Savolainenら[15]は,自己トレーニング群と胸椎モビライゼーション群間の長期の経過観察において,筋や胸椎レベルの圧痛に有意差がなかったことを報告している.

2 体幹に対する胸椎モビライゼーション

　Clelandら[16]は,僧帽筋下部線維の筋力を,胸椎モビライゼーション前後で比較した．胸椎モビライゼーションを受けた後では,筋出力ピーク値と筋力増加率が,有意に大きかった．ただし,この報告の対象者が健常人であることから,疼痛を有する症例で同様の結果が得られるのかは疑問である．

3 頸部痛に対する胸椎モビライゼーション

　Kraussら[17]は,胸椎モビライゼーション群において,頸椎回旋時の運動最終域での疼痛に有意な改善を認めた．

　Fernández-de-las-Peñasら[18]は,健常群を対象に胸椎モビライゼーションを施行し,右側(利き手)の圧痛の閾値が左側より有意に改善したことを報告した．

　González-Iglesiasら[19,20]は,頸椎の可動域制限を有する症例に対して胸椎モビライゼーション施行後,可動域制限が有意に改善したことを報告している．

　胸椎モビライゼーションは,頸部痛および機能障害による疼痛に関する報告[21]においても,有意な改善を認めている．しかし,Strunkら[22]は,機能障害に対する効果はなかったと述べており,このことは頸部痛と頸部障害を鑑別する必要性を示唆している．

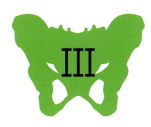

III 自動運動テストと正中化

　動物実験では，仙腸関節腹側部への刺激によって腰方形筋と大殿筋の反射性収縮が生じ，仙腸関節包への刺激によって多裂筋の反射性収縮が生じることが立証されている（図3-4）[23]．このことから，骨盤の非対称の方向（後方回旋や前方回旋）や脊柱の機能的側弯によって，過緊張になる筋が異なってくるといえる．過緊張筋による機能的下肢長差により，骨盤や脊柱に非対称が生じることは容易に予測できる．つまり，非対称があると，自動運動テストを正確に評価できず，詳細な機能評価ができない．そのため，<u>自動運動テストを行う前には正中化が必須である</u>（表3-1）．

> **KEY POINT**
> - 骨盤の回旋方向の違いにより，過緊張筋が異なってくる．
> - 骨盤や脊柱の非対称により，自動運動に変化が生じる．
> - 自動運動テスト評価時には，正中化が必須である．

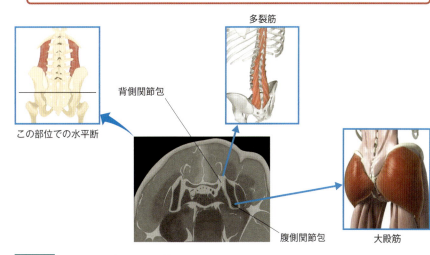

図3-4　仙腸関節刺激と周囲筋活動

表3-1　骨盤・脊柱の正中化

意義	・評価フローチャートの1段階である ・治療手技ではなく，評価手技の1つである
方法	・症状に応じて行う ・リリース手技，モビライゼーション手技，マッスルエナジー手技を用いる
まとめ	・正中化後に，疼痛誘発テストと他動運動テストで障害要因を検索する ・適切な積極的安定化運動を指導する

▶▶文献

1) Kapandji IA : Physiology of the joints, 6th ed. Churchill Livingstone, 2010
2) Bae SS, et al : Discussion of the pelvis kinematics. Korean Soc Phys Ther 11 : 93-102, 1999
3) Alcantara J, et al : Chiropractic care of a patient with low back pain associated with subluxations and a Malgaigne-type pelvic fracture. J Manipulative Physiol Ther 27 : 358-365, 2004
4) Park G, et al : The effect of pelvic adjustment on the stability of elderly men. J Phys Ther Sci 23 : 937-939, 2011
5) Gong W, et al : The influence of pelvic adjustment on functional leg length inequality and foot pressure. J Phys Ther Sci 23 : 17-19, 2011
6) Gong W : The influence of pelvic adjustment on vertical jump height in female university students with functional leg length inequality. J Phys Ther Sci 27 : 251-253, 2015
7) Cho M : Effects of pelvic adjustment on pelvic posture and angles of the lower limb joints during walking in female university students. J Phys Ther Sci 28 : 1284-1288, 2016
8) Pickar JG : Neurophysiological effects of spinal manipulation. Spine J 2 : 357-371, 2002
9) Skyba DA, et al : Joint manipulation reduces hyperalgesia by activation of monoamine receptors but not opioid or GABA receptors in the spinal cord. Pain 106 : 159-168, 2003
10) Suter E, et al : Reflex response associated with manipulative treatment of the thoracic spine. JNMS 2 : 124-130, 1994
11) Herzog W, et al : Reflex response associated with manipulative treatments on the thoracic spine : A pilot study. J Manipulative Physiol Ther 18 : 233-236, 1995
12) Herzog W, et al : Electromyographic responses of back and limb muscles associated with spinal manipulative therapy. Spine 24 : 146-153, 1999
13) Wainner RS, et al : Regional interdependence : A musculoskeletal examination model whose time has come. J Orthop Sports Phys Ther 37 : 658-660, 2007
14) Winters JC, et al : Comparison of physiotherapy, manipulation, and corticosteroid injection for treating shoulder complaints in general practice : Randomised, single-blind study. BMJ 314 : 1320-1325, 1997
15) Savolainen A, et al : Active or passive treatment for neck-shoulder pain in occupational health care? A randomized controlled trial. Occup Med 54 : 422-424, 2004
16) Cleland J, et al : Short-term effects of thoracic manipulation on lower trapezius muscle strength. J Man Manip Ther 12 : 82-90, 2004
17) Krauss J, et al : The immediate effects of upper thoracic translatoric spinal manipulation on cervical pain and range of motion : A randomized clinical trial. J Man Manip Ther 16 : 93-99, 2008
18) Fernández-de-las-Peñas, et al : Changes in pressure pain thresholds over C5-C6 zygapophyseal joint after a cervicothoracic junction manipulation in healthy subjects. J Manipulative Physiol Ther 31 : 332-337, 2008
19) González-Iglesias J, et al : Inclusion of thoracic spine thrust manipulation into an electro-therapy/thermal program for the management of patients with acute mechanical neck pain : A randomized clinical trial. Man Ther 14 : 306-313, 2009
20) González-Iglesias J, et al : Thoracic spine manipulation for the management of patients with neck pain : A randomized clinical trial. J Orthop Sports Phys Ther 39 : 20-27, 2009
21) Cleland JA, et al : Short-term effects of thrust versus nonthrust mobilization/ manipulation directed at the thoracic spine in patients with neck pain : A randomized clinical trial. Phys Ther 87 : 431-440, 2007
22) Strunk RG, et al : A feasibility study assessing manual therapies to different regions of

the spine for patients with subacute or chronic neck pain. J Chiropr Med 7：1-8, 2008
23) Indahl A, et al：Sacroiliac joint involvement in activation of the Porcine Spinal and Gluteal Musculature. J Spine Disord 12：325-330, 1999

第4章
機能的非対称をどうやって見分けるのか？手技をどう使い分けるのか？

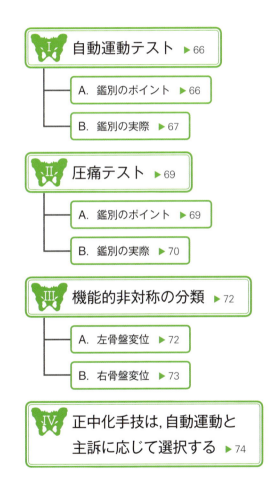

- I. 自動運動テスト ▶66
  - A. 鑑別のポイント ▶66
  - B. 鑑別の実際 ▶67
- II. 圧痛テスト ▶69
  - A. 鑑別のポイント ▶69
  - B. 鑑別の実際 ▶70
- III. 機能的非対称の分類 ▶72
  - A. 左骨盤変位 ▶72
  - B. 右骨盤変位 ▶73
- IV. 正中化手技は，自動運動と主訴に応じて選択する ▶74

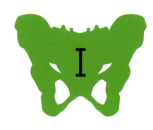

I 自動運動テスト

　これまで述べてきたように，骨盤や下肢に，解剖学的非対称が存在することは明らかである．そのため，触診で非対称を確認しても，それが解剖学的非対称なのか，機能的非対称なのかを鑑別する必要がある．鑑別方法には，**自動運動テスト**と**圧痛テスト**がある．

A. 鑑別のポイント

　臨床では，疼痛性姿勢反射による可動域制限や，代償運動による自動運動の左右非対称から，機能的非対称を確認する．
　まず，大きく分けて，骨盤における後方回旋と前方回旋の有無をみる．

1）後方回旋

　後方回旋（**図 4-1a**）は，**疼痛逃避姿勢**によって引き起こされることが多い．そのため，腹臥位での股関節の自動運動では，疼痛側で外旋可動域が増加し，内旋可動域が減少する．膝関節では，疼痛側の屈曲可動域が減少し，代償作用として腰椎前弯が増加する．

2）前方回旋

　前方回旋（**図 4-1b**）の要因は，運動連鎖であることが多い．腹臥位での股関節および膝関節可動域において，左右差は認められない．しかし，座位での体幹可動域では，疼痛側への体幹回旋可動域が減少する．

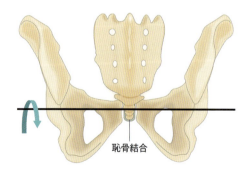

a. 後方回旋

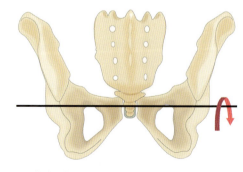

b. 前方回旋

図 4-1 骨盤変位
骨盤変位とは，恥骨結合を通る水平軸を中心に反対側へ回旋することである．

B. 鑑別の実際

1 腹臥位膝屈曲テスト（図4-2）

- **患者肢位**：頸椎を正中にした腹臥位．
- **セラピスト**：側方に立ち，第5腰椎/第1仙椎棘突起間を触診する．
- **指示内容**：「ゆっくりと膝を曲げてください」
  患者は疼痛に対する不安があるため，膝関節屈曲を自動介助として誘導する．
- **観察方法**：膝関節屈曲運動時に，**尻上がり現象**の有無を確認する．患者に「どちらが曲げにくいですか？」と聞いた際に，膝関節屈曲を代償して骨盤が前傾し，棘突起間が狭小化する場合は，**寛骨後方回旋**である．
- **意義**：尻上がり現象に左右差が認められる場合，尻上がり現象側の寛骨後方回旋が示唆される．

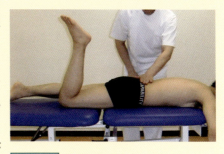

図4-2 腹臥位膝屈曲テスト
腰痛群では膝屈曲が減少して，代償的に骨盤前傾が生じる．

2 腹臥位股関節回旋テスト（図4-3）

- **患者肢位**：頸椎を正中にした腹臥位で，膝関節90°屈曲位．
- **セラピスト**：足側に立ち，足部を優しく把持する．
- **指示内容**：
  ①「足をゆっくり開くように，外側へ倒します」と指示して，足部を把持して股関節内旋を自動介助として誘導する．
  ②「今度は足をゆっくり，内側に倒します」と指示して，足部を把持して股関節外旋を自動介助として誘導する．
- **観察方法**：可動域を目視にて確認したうえで，患者に「どちらが動きにくいですか？」と確認する．
- **意義**：内旋可動域が小さい場合，可動域制限側の寛骨後方回旋が示唆される．

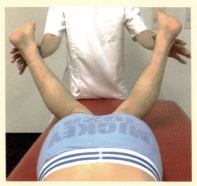

図4-3 腹臥位股関節回旋テスト
腰痛群では外旋角度と骨盤回旋角度が大きい．

3 体幹回旋テスト（図4-4）

memo

ヤコビー線
ヤコビー線は両側の腸骨稜の最上部を通過する線で，第4腰椎(L4)の棘突起を通る．腰椎穿刺の目印となる．

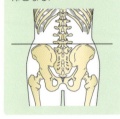

- **患者肢位**：足底部を床にしっかり付けた端座位で，胸椎の生理的後弯を維持するため，胸の前で腕を交叉する（**ファラオグリップ**）．
- **セラピスト**：ヤコビー線上で棘突起間を触診する．
- **指示内容**：
  ①「おへそを前に出してください」と指示して，骨盤前傾を促通する．
  ②「ゆっくり右を向いてください，次に，ゆっくり左を向いてください」
- **観察方法**：可動域の左右差を確認する．通常では，右体幹回旋時には左坐骨結節への体重移動，左体幹回旋時には右坐骨結節への体重移動が生じる．
- **意義**：回旋可動域が小さい側の寛骨前方回旋が示唆される．

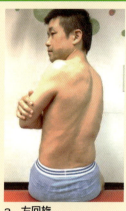

a．左回旋

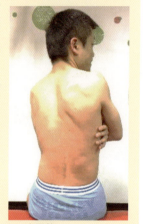

b．右回旋

図4-4
体幹回旋テスト

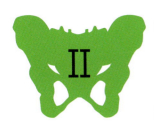

II 圧痛テスト

A. 鑑別のポイント

圧痛テストでは，触診によって圧痛点を確認し，骨盤における後方回旋と前方回旋の有無をみる．

1）後方回旋

後方回旋は，**疼痛逃避姿勢**によって引き起こされることが多い．後方回旋によって，寛骨に付着する前方回旋筋群（腰方形筋，縫工筋，大腿直筋，大腿筋膜張筋）は，過緊張状態となる．仙骨は，寛骨の後方回旋によって斜軸が変位する．つまり，後方回旋側の仙骨岬が相対的に前傾位となり，反対側の仙骨下外側角が表層へ浮上する．仙骨下外側角が浮上すると，仙骨腹側から起始する梨状筋が，過緊張状態となる．

例えば，右寛骨の後方回旋によって，右の腰方形筋，縫工筋，大腿直筋，大腿筋膜張筋が過緊張になり，圧痛を呈する．また，右寛骨の後方回旋により右仙骨岬が前傾し，左仙骨下外側角が表層へ浮上することで，左の梨状筋が過緊張となり，圧痛を呈することになる（**図 4-5**）．

2）前方回旋

前方回旋の要因は，下肢長差による**運動連鎖**にあると考えられる．寛骨が前方回旋すると，後方回旋筋で寛骨に付着する中殿筋後部線維が過緊張状態になる．例えば，右寛骨の前方回旋によって，右の中殿筋後部線維に圧痛が生じることになる（**図 4-6**）．

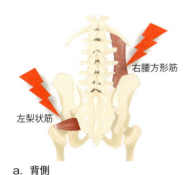

図 4-5 右寛骨後方回旋の圧痛所見
a．背側：右腰方形筋と左梨状筋の圧痛を認める．
b．腹側：右縫工筋，大腿筋膜張筋，大腿直筋の圧痛を認める．

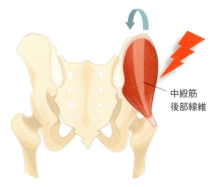

図 4-6 右寛骨前方回旋の圧痛所見
右中殿筋後部線維の圧痛を認める．

B. 鑑別の実際

1 背部の触診（図4-7）

- **内腹斜筋**：腋窩正中線上の腸骨稜と肋骨の間で，筋線維を確認する．
- **腰方形筋**：腹臥位で，上前腸骨棘と上後腸骨棘の中間点から第12肋骨に向けて走行する筋線維を確認する．
- **梨状筋**：仙骨下外側角の1横指上から大転子に向けて走行する部位で，筋線維を確認する．その際，梨状筋が大殿筋の深層を走行することを考慮して，ゆっくり深く指を侵入させる．
- **中殿筋後部線維**：上後腸骨棘〜腸骨翼に引いた線の4横指外側から大転子に向けて走行する筋線維を確認する．

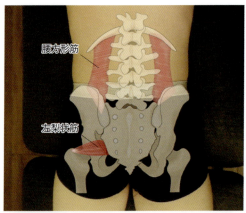

a. 腰方形筋と梨状筋

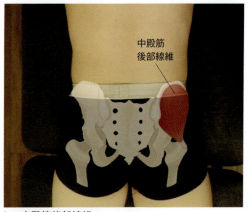

b. 中殿筋後部線維

図4-7 背部の触診（腹臥位）

2　腹部の触診（図4-8）

- **大腿筋膜張筋**：上前腸骨棘の外側で，膝関節外側へ向けて走行する筋線維を確認する．
- **縫工筋**：上前腸骨棘の内側部で，膝関節内側（鵞足部）へ向けて走行する筋線維を確認する．
- **大腿直筋**：下前腸骨棘から膝関節に向けて走行する筋線維を確認する．
- **大腰筋**：股関節70°屈曲位において，臍部と上前腸骨棘の中間点で，腹直筋の外側部から指を深く侵入させ，垂直方向へ走行する筋線維を確認する．その際，腹直筋と鑑別するために，頭を挙上させる．挙上時（腹筋収縮時）には確認できず，股関節屈曲時（腹筋弛緩時）に緊張するのが大腰筋である．
- **腸骨筋**：股関節45°屈曲位で，上前腸骨棘の1横指頭側から腸骨翼に沿って指を深く侵入させる．股関節屈曲時に緊張に触れることで確認する．

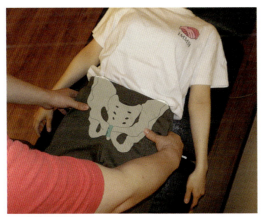

a．上前腸骨棘

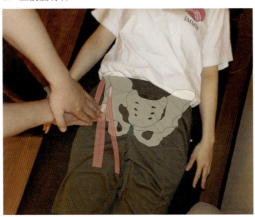

b．大腿筋膜張筋・縫工筋・大腿直筋

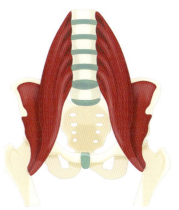

c．腸骨筋・大腰筋

図4-8　腹部の触診（背臥位）

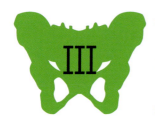

III 機能的非対称の分類

A. 左骨盤変位(図4-9)

1 左寛骨の後方回旋(表4-1)

①自動運動テストの結果
- 腹臥位での左股関節で,内旋可動域の減少と外旋可動域の増加が認められる.
- 左膝関節の屈曲可動域の減少と左腰椎前弯の増加により,尻上がり現象が認められる.
- 座位での体幹回旋可動域に左右差は認められない.

②圧痛テストの結果
- 左の腰方形筋,縫工筋,大腿直筋,大腿筋膜張筋に圧痛を認める.
- 右の梨状筋に圧痛を認める.

2 右寛骨の前方回旋(表4-1)

①自動運動テストの結果
- 座位で,体幹回旋可動域の非対称が認められ,右回旋が顕著に制限される.
- 腹臥位での股関節回旋可動域,膝関節屈曲可動域に左右差は認められない.

表4-1 左骨盤変位

左寛骨の後方回旋
圧痛点
・左腰方形筋 ・左ASIS周囲筋群 ・右梨状筋
自動運動テスト
・左股関節の内旋制限 ・左膝関節の屈曲制限
右寛骨の前方回旋
圧痛点
・右中殿筋後部線維 ・(右腸肋筋)
自動運動テスト
・右体幹の回旋制限 ・(右下肢の片脚立位保持制限)

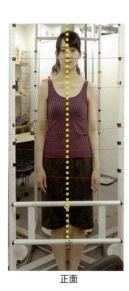
正面

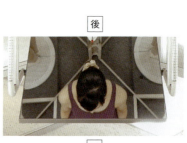
後 / 前
上方

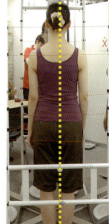
後面

図4-9 左骨盤変位

②圧痛テストの結果
- 右の中殿筋後部線維に圧痛を認める.
- 腹臥位において,腰方形筋や梨状筋の圧痛はない.

B. 右骨盤変位(図4-10)

1 右寛骨の後方回旋(表4-2)

①**自動運動テストの結果**
- 腹臥位での右股関節で,内旋可動域の減少と外旋可動域の増加が認められる.
- 右膝関節の屈曲可動域の減少と右腰椎前弯の増加により,尻上がり現象が認められる.
- 座位での体幹回旋可動域に左右差は認められない.

②**圧痛テストの結果**
- 右の腰方形筋,縫工筋,大腿直筋,大腿筋膜張筋に圧痛を認める.
- 左の梨状筋に圧痛を認める.

2 左寛骨の前方回旋(表4-2)

①**自動運動テストの結果**
- 座位で,体幹回旋可動域の非対称が認められ,左回旋が顕著に制限される.
- 腹臥位での股関節回旋可動域,膝関節屈曲可動域に左右差は認められない.

②**圧痛テストの結果**
- 左の中殿筋後部線維に圧痛を認める.
- 腹臥位で腰方形筋や梨状筋に圧痛は認めない.

表4-2 右骨盤変位

右寛骨の後方回旋
圧痛点
・右腰方形筋 ・右ASIS周囲筋群 ・左梨状筋
自動運動テスト
・右股関節の内旋制限 ・右膝関節の屈曲制限
左寛骨の前方回旋
圧痛点
・左中殿筋後部線維 ・(左腸肋筋)
自動運動テスト
・左体幹の回旋制限 ・(左下肢の片脚立位保持制限)

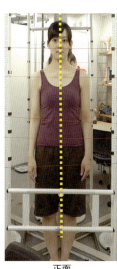
正面

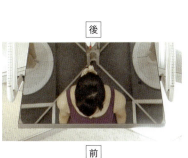
後 / 前
上方

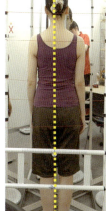
後面

図4-10 右骨盤変位

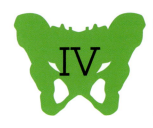

IV 正中化手技は，自動運動と主訴に応じて選択する

　触診では，解剖学的非対称と機能的非対称を鑑別できない．また，他動運動はセラピストによって結果が異なることがあり，再現性が低い．そのため，自動運動の結果と患者の主訴から手技を選択することが鉄則である．

　正中化手技には，軟部組織のモビライゼーション手技，リリース手技，仙骨・寛骨のモビライゼーション手技，マッスルエナジー手技などがあり，それぞれ対象が異なる．

①疼痛が強く，自動運動テストの施行が不可能な場合
➡ **非特異的モビライゼーション**
　（屈曲モビライゼーション1，2 ➡ 伸展モビライゼーション1，2）
　目的は正中化だが，疼痛物質の代謝を図り，軟部組織から徐々に椎間関節のモビライゼーションへと進める．

②内腹斜筋に圧痛を認める場合
➡ **内腹斜筋リリース**
　内腹斜筋の圧痛は疼痛性姿勢反射の典型例であり，気づき(awareness)をもたせたリリース手技を選択する．

③**Neutral spine** が保持不可能な場合
➡ **外腹斜筋リリース**
　両側の外腹斜筋の緊張が高い場合には，骨盤は後傾して矢状面での正中化が不可能となる．その場合には気づきをもたせたリリース手技を選択する．

④試験的治療(寛骨位置，仙骨位置矯正)により疼痛緩和が認められる場合
➡ **モビライゼーションを用いた仙骨・寛骨への正中化手技**
　骨関節のアライメント異常による圧痛か否かに関しては，試験的に圧痛部位を触知しながら骨アライメントを正中化させ，圧痛が軽減する場合には，骨アライメントを矯正するモビライゼーション手技が選択される．

⑤**正中化した後に**
　正中化後は，再度自動運動テストを行い，疼痛部位を考慮して疼痛誘発テストを施行する(**図4-11**)．非対称の誘因を確認し，適切な運動療法を施行して，ホームエクササイズを指導する．

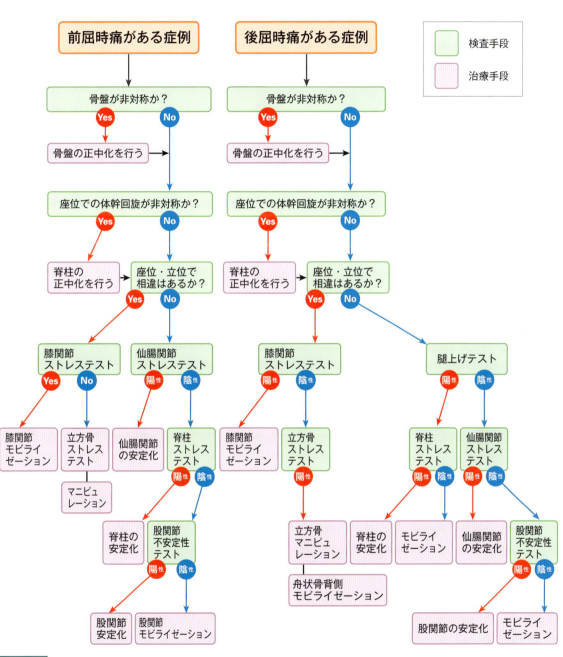

図 4-11 非特異的腰痛の鑑別フローチャート

第5章
症状に応じた骨盤・脊柱の正中化手技

- I. 仙骨前傾を伴う寛骨後方回旋 ▶78
  - A. 局所所見 ▶78
  - B. 正中化手技 ▶78
- II. 仙骨後傾を伴う寛骨後方回旋 ▶82
  - A. 局所所見 ▶82
  - B. 正中化手技 ▶82
- III. 寛骨前方回旋 ▶84
  - A. 局所所見 ▶84
  - B. 正中化手技 ▶84
- IV. 寛骨上方変位（アップスリップ）▶86
  - A. 局所所見 ▶86
  - B. 正中化手技 ▶87
- V. 脊柱非対称 ▶88
  - A. 局所所見 ▶88
  - B. 非特異的モビライゼーションを用いた正中化手技 ▶88
- VI. 体幹側屈 ▶92
  - A. 局所所見 ▶92
  - B. 正中化手技 ▶92

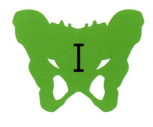

I 仙骨前傾を伴う寛骨後方回旋

A. 局所所見

- **圧痛部位**：疼痛側（後方回旋側）の腰方形筋・上前腸骨棘周囲筋群と反対側の梨状筋．疼痛が強い場合には内腹斜筋にも生じる場合がある．
- **触診**：疼痛側（後方回旋側）の仙骨溝が深くなり，反対側の仙骨下外側角が表層へ浮上する．

B. 正中化手技

1 内腹斜筋リリースを用いた寛骨前方回旋手技

適応：腋窩正中線上で左の内腹斜筋に圧痛を有する症例．

開始肢位：
- **患者**：左側を上にした側臥位で，股関節および膝関節は屈曲位．
- **セラピスト**：正面（患者の腹側）に立ち，尾側の手指で，腸骨稜と肋骨の間の疼痛部位を触診する．

リリース方法：
① 疼痛部位を触知した状態で，内腹斜筋の起始部と停止部を近づけるように寛骨を頭側へ押し上げ，寛骨を左側屈させる（**図5-1**）．
② 内腹斜筋の緊張が緩和するのを確認して，「痛みは少し楽になりましたか？」とたずね，患者自身にも弛緩してきているのを確認してもらう．
③ 疼痛部位を触知し，寛骨左側屈を維持した状態で，体幹を左回旋させることで内腹斜筋を弛緩させ，「痛みは楽になりましたか？」と質問する．
④ 楽になってきた状態で「押さえている指が中に入っていくように，筋を柔らかくしてみてください」と患者自身で筋緊張を緩和するように指示する（**気づきを用いたリリース**）．
⑤ 圧痛が，最初の3割程度まで減少したところで，体幹を右回旋させながら，内腹斜筋を伸張して終了する．

- ➡：セラピストが力を加える方向
- ➡：患者が動かす方向
- 🔴：固定部位
- 🟢：触診部位

ワンポイント
気づきを用いたリリース
例えば，「フライパンで溶けていくバターをイメージして，柔らかくしてみてください」などと具体的にイメージしやすい伝え方を心がける．

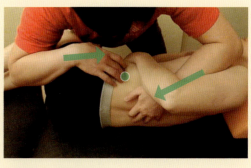

図5-1 内腹斜筋リリースを用いた寛骨前方回旋手技

2　外腹斜筋(両側)リリースを用いた寛骨前方回旋手技

適応：肋骨下角が狭く，肋骨弓部で外腹斜筋の圧痛を有する症例．両側の外腹斜筋に圧痛を有する場合，neutral spine保持や深呼吸が困難な症例がある．

開始肢位：
- **患者**：膝立て背臥位で，リラックスしてもらう．
- **セラピスト**：反対側の尾側に立ち，肋骨弓部で外腹斜筋を触知して，反対側の手指を第5肋骨から遠位肋骨に置く．

リリース方法：
①疼痛部位を触知した状態で，外腹斜筋の起始部と停止部を近づけるように胸郭を斜め下方へ引き下げる（**図5-2**）．

②外腹斜筋の緊張が緩和するのを確認して，患者に「痛みは少し楽になりましたか？」と質問し，患者自身でも弛緩してきているのを確認してもらう．

③疼痛部位を触知し，肋骨を斜め下方へ引き下げた状態で，「痛みは楽になりましたか？」と質問する．

④楽になってきた状態で「押さえている指が中に入っていくように，筋を柔らかくしてみてください」と患者自身で筋緊張を緩和するように指示をする（気づきを用いたリリース）．

⑤圧痛が，最初の3割程度まで減少したところで，斜め上方へ押し上げ，外腹斜筋を伸張して，終了する．

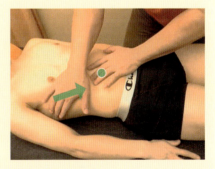

図5-2　外腹斜筋リリースを用いた寛骨前方回旋手技

3　モビライゼーションを用いた仙骨正中化手技

適応：
- **圧痛部位**：梨状筋（仙骨下外側角を軽度圧迫して，梨状筋の圧痛改善を確認する）．反対側の腰方形筋と上前腸骨棘周囲筋群．

開始肢位：
- **患者**：腹臥位．両下肢中間位で膝伸展位．
- **セラピスト**：疼痛側の頭側に歩行肢位で立ち，頭側手を治療側仙骨下外側角に置き，尾側手を反対側上後腸骨棘から腸骨稜に置く．

正中化手技：
① 患者に深呼吸を指示して，呼気時に頭側手で仙骨を下方へ押し，吸気時に保持する（図5-3）．
② 3回反復して，終了する．
③ 梨状筋の圧痛の消失を確認して，終了する．

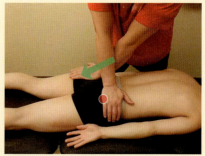

図5-3　モビライゼーションを用いた仙骨正中化手技

4　モビライゼーションを用いた寛骨前方回旋手技

適応：
- **圧痛部位**：疼痛側の腰方形筋，上前腸骨棘周囲筋群，反対側の梨状筋．
- **自動運動テスト**：疼痛側の股関節内旋制限，膝関節屈曲制限と尻上がり現象あり．

開始肢位：
- **患者**：腹臥位．両下肢中間位で膝伸展位．
- **セラピスト**：反対側の尾側に歩行肢位で立ち，頭側手を上後腸骨棘から腸骨稜に置き，尾側手を反対側仙骨下外側角に置く．

正中化手技：
① 患者に深呼吸を指示して，頭側手で呼気時に疼痛側の寛骨を前方回旋し，吸気時に固定する（図5-4）．
② 3回繰り返して，終了する．
③ 自動運動（股関節内旋と膝関節屈曲）の制限の改善と，尻上がり現象の消滅を確認して終了する．

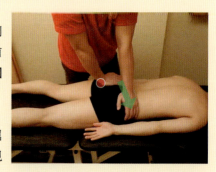

図5-4　モビライゼーションを用いた寛骨前方回旋手技

5 大腿直筋のマッスルエナジーを用いた寛骨前方回旋手技

適応：
- 腹臥位がとれない妊婦や高齢者
- **圧痛部位**：腰方形筋，上前腸骨棘周囲筋群，反対側の梨状筋．

開始肢位：
- **患者**：疼痛側を上にした側臥位で，反対側の股関節と膝関節屈曲位．
- **セラピスト**：患者の背面に立ち，頭側手を腸骨稜から上前腸骨棘に置き，尾側手で疼痛側大腿部を把持して，下腿を上腕と体幹で固定する．

マッスルエナジー手技：
① 尾側手で疼痛側の股関節を伸展させ，上前腸骨棘を触診して寛骨が動き始めるまで伸展する（**図 5-5**）．
② 上前腸骨棘が動き始める角度で，「膝を伸ばしてください」と指示し，膝関節伸展に対して，抵抗を7秒間加える．
③ 7秒間の等尺性収縮後，「大きく息を吸って（3秒間），はい，吐いて（3秒間）」と深呼吸を指示する．
④ 上前腸骨棘を触診しながら，「へそを前に出すように，腰を伸ばしてください」と指示して，寛骨が前傾しはじめるまで股関節を伸展させる．
⑤ ④を3回繰り返し，最後に「はい，自分で足を元の位置に戻してください」と指示する．
⑥ 圧痛部位にて疼痛の軽減を確認して，終了する．

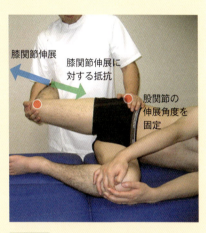

図 5-5 大腿直筋のマッスルエナジーを用いた寛骨前方回旋手技

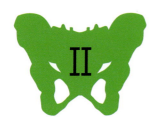

II 仙骨後傾を伴う寛骨後方回旋

A. 局所所見（図5-6）

- **圧痛部位**：腰方形筋，上前腸骨棘周囲筋群，梨状筋
- **触診**：疼痛側の仙骨溝が浅くなり，仙骨下外側角が表層へ浮上する．

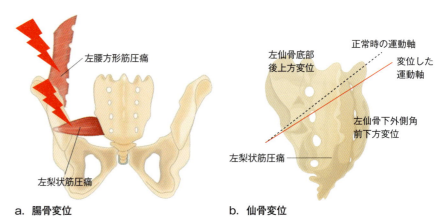

a. 腸骨変位　　b. 仙骨変位

図5-6 仙骨後傾を伴う寛骨後方回旋の局所所見
腰方形筋と同側の梨状筋に圧痛を確認できる．

B. 正中化手技

1 マッスルエナジーを用いた仙骨前傾と寛骨前方回旋手技

適応：
- **圧痛部位**：腰方形筋，上前腸骨棘周囲筋群，同側の梨状筋．
- **自動運動テスト**：股関節の内旋可動域に制限あり．膝屈曲時，膝屈曲制限と尻上がり現象を認める．

開始肢位：
- **患者**：疼痛側を上にした側臥位
- **セラピスト**：患者の正面に立ち，歩行肢位．頭側手でL5-S1間を触診する．

➡ :セラピストが力を加える方向
➡ :患者が動かす方向
🔴 :固定部位
🟢 :触診部位

マッスルエナジー手技:

①尾側手で両側下腿を把持し,L5-S1間が狭小化するまで疼痛側の股関節を伸展させる(図5-7a).

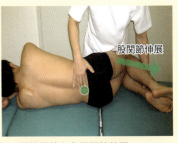

a. 開始肢位から股関節伸展

②上部体幹を固定するため,患者には反対側の手でベッド端を把持させ,「天井を見てください」と指示する(図5-7b).

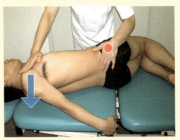

b. 腰椎伸展を保持した状態で,体幹右回旋

③頭側手でL5-S1間を触知して,棘突起間が広がらない角度まで尾側手で他動的に股関節を屈曲させる(図5-7c).

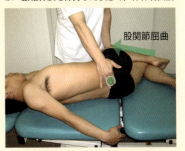

c. 棘間を触診しながら股関節屈曲

④尾側手で,下腿がベッド端から出るまで膝関節を伸展させる(図5-7d).
⑤腰仙椎部が回旋するところまで,股関節を内転させる(図5-7e).
⑥尾側手で下腿を上方から押し,「動かないように」と指示する(7秒間).
⑦深呼吸後(約3秒間),頭側手でL5棘突起が回旋するところまで股関節をさらに内転する.
⑧⑦を3回繰り返し,最後は「はい.自分で足を元の位置に戻してください」と指示する.
⑨圧痛部位にて疼痛の軽減を確認して,終了する.

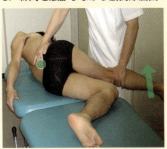

d. 棘間を触診しながら膝関節伸展

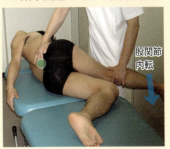

e. 股関節外転保持後,内転

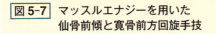

図5-7 マッスルエナジーを用いた仙骨前傾と寛骨前方回旋手技

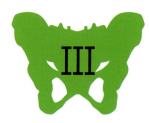

III 寛骨前方回旋

A. 局所所見 (図5-8)

- **圧痛部位**：中殿筋後部線維
- **触診**：疼痛側の仙骨溝が浅い．

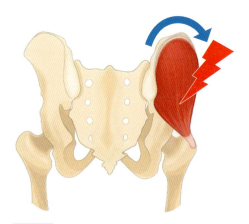

図5-8 寛骨前方回旋の局所所見
圧痛部位は回旋側の中殿筋後部線維に認められる．

B. 正中化手技

1 マッスルエナジーを用いた寛骨後方回旋手技

適応：
- **圧痛部位**：回旋制限側の中殿筋後部線維
- **自動運動テスト**：座位で，体幹回旋可動域に制限あり．

開始肢位：
- **患者**：疼痛側を上にした側臥位で，下方の股関節は伸展位．
- **セラピスト**：患者の正面に，ベッド側の足を一歩前に出した歩行肢位．ベッド側の手で仙骨溝を触診して，反対側の前腕で患者の下腿を，手で大腿部を把持する．

- ➡ : セラピストが力を加える方向
- ➡ : 患者が動かす方向
- 🔴 : 固定部位
- 🟢 : 触診部位

マッスルエナジー手技（図5-9）：

① 疼痛側の股関節を70°屈曲位から他動的に屈曲させ，仙骨溝で仙骨の動きが確認できるまで屈曲させる．

② 仙骨の動きが確認できた角度で，「大腿部を押しますから，動かないように止めておいてください」と指示して，ベッド側の下肢大腿部を，股関節を屈曲させるように押す．

③ 7秒間の等尺性収縮後，「大きく息を吸って（3秒間），はい，吐いて（3秒間）」と深呼吸を指示する．

④ 仙骨溝で仙骨を触診しながら，「もう少し，股関節をゆっくり曲げてみてください」と指示して，仙骨が動き始める角度まで股関節を屈曲させる．

⑤ ④を3回繰り返し，最後は「はい．自分で足を元の位置に戻してください」と指示する．

⑥ 座位での体幹回旋可動域を再評価して，終了する．

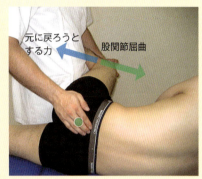

図5-9 マッスルエナジーを用いた寛骨後方回旋手技

IV 寛骨上方変位（アップスリップ）

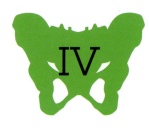

A. 局所所見（図5-10）

- **圧痛部位**：障害側の梨状筋，仙結節靱帯，坐骨下筋群（大内転筋，ハムストリングス），恥骨結合部痛
- **日常生活障害**：座位時の坐骨部痛

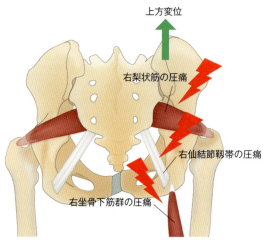

a. 寛骨変位と背面所見

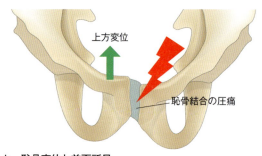

b. 恥骨変位と前面所見

図5-10 寛骨上方変位（アップスリップ）の局所所見

B. 正中化手技

➡：セラピストが力を加える方向
➡：患者が動かす方向
●：固定部位
●：触診部位

1 モビライゼーションを用いたアップスリップ矯正手技

適応：
- 坐骨下筋群の圧痛による座位保持困難
- 歩行時痛

開始肢位：
- **患者**：背臥位
- **セラピスト**：尾側に立ち，疼痛側の股関節を内旋・内転位，足関節を背屈位にて固定し，反対側足部を膝で固定する（**図 5-11**）．

モビライゼーション手技：
① 深呼吸を指示して，呼気時に下肢を尾側へ牽引（Grade Ⅲ）し，吸気時に固定する．
② ①を3回繰り返し，座位での疼痛の有無を確認して終了する．

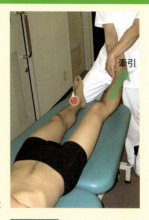

図 5-11 モビライゼーションを用いたアップスリップ矯正手技

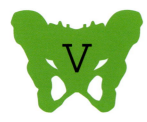

V 脊柱非対称

A. 局所所見（図5-12）

- 座位にて，胸郭の非対称が認められる．
- 座位での体幹回旋に非対称が認められる．

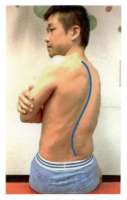
a. 左回旋（S字が描かれる）

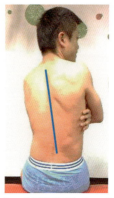
b. 右回旋（I字になってしまう）

図5-12 脊柱非対称の局所所見
右寛骨前方回旋時，右回旋制限が認められる

B. 非特異的モビライゼーションを用いた正中化手技

適応：
- 疼痛により自動運動検査が不可能
- 疼痛により腰椎中間位保持が不可能

1 伸展制限に対する正中化

屈曲モビライゼーション（1）

目的：疼痛部位の炎症性サイトカインの代謝を図る．
開始肢位（図5-13a）：
- 患者：疼痛を生じないように，腹部の下にタオルなどを敷いた腹臥位
- セラピスト：反対側の尾側に歩行肢位で立つ．尾側手で上前腸骨棘周囲を把持して，頭側手の小指球を腰方形筋に当てる．

凡例：
- ➡：セラピストが力を加える方向
- ➡：患者が動かす方向
- ●：固定部位
- ●：触診部位

memo

モビライゼーション
単に「モビライゼーション」というと，おもに関節に対するモビライゼーションを指す．
「非特異的モビライゼーション」は，軟部組織も含めたモビライゼーションを指す．

モビライゼーション手技：

①尾側手で骨盤を後傾させ，腰方形筋に横断的な伸張力を加えながら，開始肢位へ戻す（**図 5-13b**）．

②最初から強く行わず，症状を聞きながら，徐々に大きく行う．

③①〜②を 10 回繰り返して終了する．

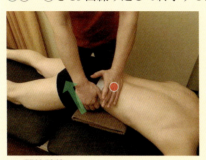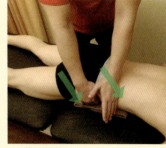

a. 開始肢位　　　　　　　　　　　b. 終了肢位

図 5-13 屈曲モビライゼーション（**1**）
痛みが出ないように，必要な場合には腹部の下にタオルなどを敷く．

屈曲モビライゼーション（2）

目的：屈曲位の状態で，前額面での対称化を図る．

開始肢位（**図 5-14a**）：

- **患者**：腹部の下にタオルを敷き，疼痛が生じない程度に前額面で正中化させる．
- **セラピスト**：反対側，尾側に歩行肢位で立つ．尾側手で上前腸骨棘周囲を把持して，頭側手の小指球を腰方形筋に当てる．

モビライゼーション手技：

①尾側手で寛骨を後傾させ，腰方形筋と脊柱起立筋に横断的な伸張力を加えながら，開始肢位へ戻す（**図 5-14b**）．

②徐々に前額面での正中化を加え，症状を聞きながら，次第に大きく行う．

③①〜②を 10 回繰り返して終了する．

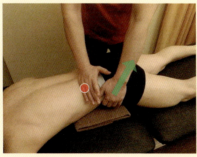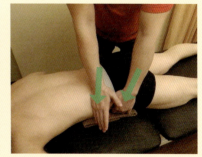

a. 開始肢位　　　　　　　　　　　b. 終了肢位

図 5-14 屈曲モビライゼーション（**2**）
前額面での正中化を目的に，徐々に反対側への側屈を促通させる．

2 屈曲制限に対する正中化

伸展モビライゼーション（1）

目的：前額面での対称化後に，矢状面での腰椎の前弯獲得を図る．

開始肢位（図 5-15a）：
- **患者**：腹部下の枕を外して，疼痛が出ない程度に骨盤を前傾させる．
- **セラピスト**：反対側の頭側に立ち，頭側手で上前腸骨棘周囲を把持，尾側手の小指球を脊柱起立筋に当てる．

モビライゼーション手技：
① 矢状面での直立化を目的に，頭側手で骨盤前傾させ，尾側手で横断伸張を加えながら，開始肢位へ戻す（**図 5-15b**）．
② 徐々に脊柱を直立化させる．症状を聞きながら，徐々に大きく行う．
③ ①〜② を 10 回繰り返して終了する．

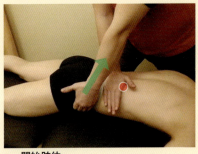

a. 開始肢位　　　　　　　　b. 終了肢位

図 5-15　伸展モビライゼーション（1）
矢状面での正中化を目的に，徐々に骨盤を前傾させる．

伸展モビライゼーション（2）

目的：前額面，矢状面双方での正中位獲得を図る．

開始肢位：
- **患者**：前額面・矢状面ともに正中位とする．
- **セラピスト**：反対側頭側に立ち，頭側手で上前腸骨棘周囲を把持し，尾側手小指球を脊柱起立筋に当てる（**図 5-16a**）．

モビライゼーション手技：
① 最も痛みが強かった肢位へ徐々に移行させながら，脊柱起立筋の横断伸張と椎間関節モビライゼーションを行う（**図 5-16b**）．
② ① を 10 回繰り返して終了する．

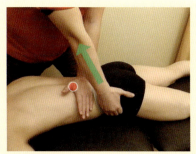
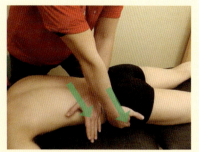

a. 開始肢位　　　　　　　　　　b. 終了肢位

図 5-16 伸展モビライゼーション（2）
矢状面と前額面での正中化を目的に，最も疼痛が強かった肢位で行う．

第 5 胸椎右凸に対する正中化手技

適応：
- 骨盤正中化後，座位での回旋運動に左右差が残存している場合．
- 棘突起触診で，回旋制限側へ凸の軽度側弯が観察される場合．
- 回旋制限時，肋骨矯正にて回旋可動域が改善する場合．

開始肢位：
- **患者**：腹臥位で凹側へ頸部回旋
- **セラピスト**：利き目側に歩行肢位で立つ．

モビライゼーション手技：
① 右手人差し指を Th6 左横突起，中指を Th5 横突起に置き，左手尺側部を重ねる（**図 5-17a，b**）．
② 深呼吸を指示し，吸気時に動かないように固定し，呼気時にゆっくり押す（**図 5-17c**）．
③ ②を 3 回繰り返し，座位での自動運動を確認して終了する．

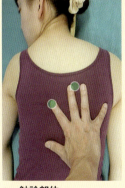
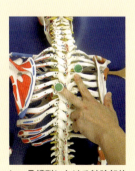
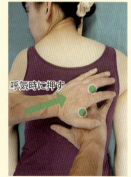

a. 触診部位　　　　b. 骨模型における触診部位　　　　c. 治療方法

図 5-17 第 5 胸椎右凸に対する正中化手技
胸椎の椎間関節に対する離開手技

VI 体幹側屈

A. 局所所見

- 腰椎脊柱起立筋の膨隆に非対称が認められる．
- 側屈制限が認められる．

B. 正中化手技

1 大腰筋リリースを用いた改善手技

適応：
- **圧痛部位**：大腰筋
- **自動運動テスト**：立位側屈制限があり，座位での側屈制限が認められない場合

開始肢位：
- **患者**：疼痛側の股関節屈曲70°の背臥位
- **セラピスト**：疼痛側に立ち，セラピストの大腿部を患者の大腿部後面に置き，リラックスさせる．

リリース手技：
① 股関節70°屈曲で上前腸骨棘（ASIS）と臍部中間点で大腰筋を触知する（**図5-18**）．
② 大腰筋を触知しながら，圧痛が消失するまで股関節を屈曲させる．
③ 圧痛が3割程度に減少した後，股関節の屈曲・伸展を他動運動で5セット，さらに自動運動で5セット行う．
④ 圧痛の有無を確認して，終了する．

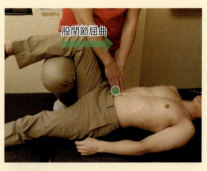

図 5-18
大腰筋リリースを用いた改善手技

➡：セラピストが力を加える方向
➡：患者が動かす方向
●：固定部位
●：触診部位

第6章
ケーススタディ

- 症例1 急性腰痛症 ▶94
- 症例2 産後骨盤痛 ▶97
- 症例3 膝関節由来の腰痛（knee spine syndrome）▶101
- 症例4 頸椎捻挫後の右腰背部痛および頸部痛 ▶104
- 症例5 腰椎椎間板ヘルニアによる腰下肢痛 ▶108
- 症例6 立方骨症候群による腰背部痛および頸部痛 ▶110

症例1　急性腰痛症

患　者　30歳代，男性，製造業．

主　訴　●腰痛（右＞左），立位・歩行障害．下肢痛なし．安静時痛なし．

現病歴　●重量物を挙上する際に，右腰部に激痛が出現し，徐々に疼痛が増悪してきた．
　　　　　▶増悪因子：立位および歩行．特に右立脚時に疼痛が増悪する．
　　　　　▶改善因子：座位で一時的に軽減するが，長時間の座位では悪化する．

理学検査　●**画像所見**：第4-5腰椎椎間板に軽度の椎間板変性（Pfirrmann分類にてGrade Ⅲ）
　　　　　●**神経学的所見**：特異的脱落所見はなし．画像診断との関連性はみられない．
　　　　　●**疼痛**

　　　　　　▶部位：下部腰椎で多分節に広がり，左右均等 ➡ 交感神経性？
　　　　　　▶種類：表在性（表面がピリピリする感じ）
　　　　　　▶運動時痛：一定の決まった動作ではない．➡ 不安定性を伴う靱帯性障害？
　　　　　　▶日内変動：朝の疼痛が著明である．➡ 不安定性・関節症性？
　　　　　●視診：右骨盤変位，両側膝屈曲位（右＞左），体幹右側屈・右回旋
　　　　　●触診：右骨盤後方回旋，仙骨後傾

正中化手技　自動運動テストが実施不可能なため，**非特異的モビライゼーションを用いた正中化手技**を選択した（図5-13〜16，88〜91頁参照のこと）．

正中化後の理学検査
●**自動運動テスト**
　▶前屈・後屈動作で主訴である腰痛が再現されるが，疼痛が出現する体幹運動が変化した．
　　➡ 腰椎の不安定性による腰痛が推測される
●**触診**
　▶腰椎部に熱感あり（**図6-1**）
　▶**スクラッチテスト**（**図6-2**）および**スキンロールテスト**（**図6-3**）
　　➡ 発赤と疼痛から交感神経症状を考慮する．

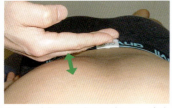

図6-1　熱感の確認

方法：手背を局所にかざして，疼痛部位の皮膚温を確認する．体毛に触れる程度で，皮膚には触れない．

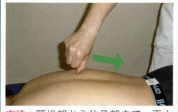

図6-2　スクラッチテスト

方法：頸椎部から仙骨部まで，正中から外側2横指の部位を母指の爪で引っ掻くように行う．発赤の発生と消失時期を確認する．

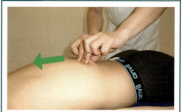

図6-3　スキンロールテスト

方法：皮膚を軽くつまみ，転がすように動かす．疼痛部位を問診しながら，交感神経刺激の有無を確認する．

- 疼痛誘発テスト
  - ▶コインテスト（図6-4）：陽性
  - ▶スプリングテスト（図6-5）・大腿骨スラストテスト（図6-6）：ともに陽性
    - ➡ 椎体間の不安定性が推測される．

➡：セラピストが力を加える方向
➡：患者が動かす方向
●：固定部位
●：触診部位

図6-4 コインテスト

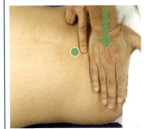

方法：棘突起間をコインなどで圧迫する．
棘上・棘間靱帯に炎症があると疼痛を生じるので，問診しながら行う．

図6-5 スプリングテスト

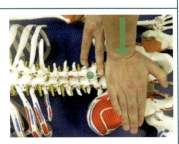

患者：腹臥位．
セラピスト：棘突起間を左手中指で触知する．
方法：下位椎体棘突起を右小指球で垂直方向へ押す．押したとき，主訴とする疼痛の有無を問診して，左手中指でjoint playを確認する．

図6-6 大腿スラストテスト

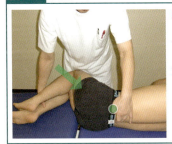

患者：第5腰椎-第1仙椎間の棘突起間が離開するまで股関節を屈曲した側臥位．
セラピスト：左手中指を棘突起間に置き，右手で両側下腿を把持して，右鼠径部で膝を固定する．
方法：右鼠径部で大腿部を背面へ押し，棘突起間のjoint playを触知しながら，主訴とする疼痛の再現を確認する．

- 腰椎他動運動テスト（図6-7）
  - ▶屈曲・伸展，側屈ともにjoint play（自動運動最終域における関節の遊びのこと）過大
    - ➡ 椎体間の不安定性による過剰運動性が推測される．

図6-7 腰椎他動運動テスト

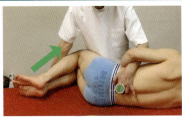 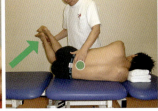 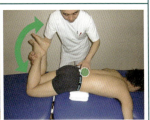

a. 屈曲　　　　　　b. 側屈　　　　　　c. 回旋

理学療法 疼痛誘発テストと他動運動テストより,腰椎不安定性による腰痛であると推測して,**腰椎安定化運動**(図6-8, 9)を指導した.

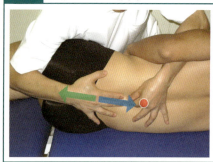

図6-8 腰椎安定化運動(1)

患者:股関節・膝関節屈曲位の側臥位.
セラピスト:左手で上位腰椎棘突起を把持して,右手で下位棘突起を把持.
方法:右手の手掌部を仙骨に置き,尾側方向へ牽引しながら「抵抗に負けないよう力を入れてください」と指示して,抵抗運動を行う.

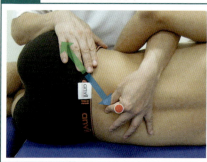

図6-9 腰椎安定化運動(2)

患者:股関節・膝関節屈曲位での側臥位.
セラピスト:左手で上位腰椎の棘突起を把持して,右手は骨盤帯を把持する.
方法:右手の手掌部で骨盤を斜め下方へ牽引しながら,「抵抗に負けないよう力を入れてください」と指示して,抵抗運動を行う.

症例2　産後骨盤痛

患　者　30歳代，女性，理学療法士

主　訴　右殿部から大腿にかけての疼痛と歩行障害．重量物を挙上する際に，右腰部に激痛を生じた．
▶**増悪因子**：座位時，背臥位時，起き上がり時．
▶**改善因子**：特になし

理学検査
- **MRI所見**：恥骨結合部に陳旧性の骨折の既往（T1，T2強調ともに高輝度）
- **神経学的所見**：特異的脱落所見なし．画像所見との関連性なし．
- **視診**：右骨盤上方変位（アップスリップ）
- **自動運動テスト**：全方向にて主訴再現．特に前屈時に疼痛が顕著であった．
- **触診**：右脊柱起立筋，右梨状筋，右坐骨下筋群に圧痛あり．

正中化手技
- 座位では坐骨下筋群の圧迫による疼痛が強く，坐骨結節部を椅子の座面に当たらないようにずらして座ることで疼痛が緩和した．
- 右側恥骨を上方へ圧迫すると疼痛が悪化し，下方へ圧迫すると緩和する．
 ➡ 右側骨盤の上方変位（アップスリップ）と推測して，**右側アップスリップに対する正中化手技**を選択した（**図5-11**，87頁参照）

正中化後の理学検査
- **自動運動テスト**：前屈・後屈動作にて右殿部，特に上後腸骨棘周囲に疼痛が顕著であった．
 ➡ 仙腸関節性疼痛を考慮．
- **触診**
 ▶仙腸関節部に熱感あり（**図6-1**）．
 ▶スクラッチテスト・スキンロールテスト：交感神経症状あり（**図6-2，3**）．
- **仙腸関節疼痛誘発テスト**
 ▶仙骨スラストテスト（**図6-10**）　┐
 ▶仙腸関節離開テスト（**図6-11**）　├ 陽性 ➡ 仙腸関節性の疼痛か？
 ▶仙腸関節圧迫テスト（**図6-12**）　│
 ▶大腿骨後方スラストテスト（**図6-13**）┘

- **仙腸関節他動運動テスト**
 ▶**仙腸関節揺すり・持ち上げテスト**（**図6-14**）および**仙腸関節後方離開テスト**（**図6-15**）：ともにjoint playが過大
  ➡ 仙腸関節の不安定性による腰下肢痛か？
- **能動的下肢挙上テスト**（active straight leg raise test：**図6-16**）
 ▶腹横筋強調手技で陽性
  ➡ 腹横筋再教育の必要性あり？

理学療法
- 仙腸関節の不安定性による腰痛と考え，仙腸関節を安定化させる**腹横筋の再教育**を指導した（**図6-17，18**）．
- 腹横筋と骨盤底筋の促通を考慮して，**姿勢指導**を行った（**図6-19**）．

memo

利き目

上肢に右利き・左利きがあるように,目にも「利き目」がある.利き目を確認する方法を以下に紹介する.
①片腕をある程度,伸ばした状態で,親指と人差し指をリング状にしてOKマークを作る.
②OKマークの輪の中を両目で見て,輪の中心に,基準となる物(固定された壁掛け時計など)が入るようにする.
③そのままの状態で,左右の目を交互に開閉する.
④片目を閉じると,輪の中から対象物が消えることがある(対象物が輪の外に位置する).この時に閉じていた目が利き目である.

利き目側に立つことで,患者を真上から視診でき,治療前後での錯覚を除外できる.

➡:セラピストが力を加える方向
➡:患者が動かす方向
●:固定部位
●:触診部位

図6-10 仙骨スラストテスト

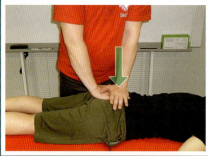

患者:腹臥位.
セラピスト:セラピストの利き目側(ここでは右側)に立ち,仙骨に右手を載せ,左手を重ねる.
方法:①仙骨を,ベッドに対して垂直方向へ押し,筋群の緊張が緩和するまで約10秒程度保持する.
②疼痛発現の有無を確認する.

図6-11 仙腸関節離開テスト

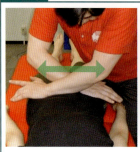 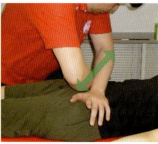

患者:背臥位.
セラピスト:利き目側(ここでは右側)に立つ.
方法:①手掌部を両側ASIS内側部に置き,肘を軽度屈曲させ,前腕は体幹長軸と垂直にする.
②寛骨を外側へ開くようにゆっくり押す(約10秒程度).
③疼痛発現の有無を確認する.

図6-12 仙腸関節圧迫テスト

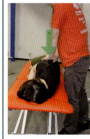 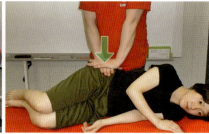

患者:肩甲帯と骨盤帯を平行にした側臥位で,股関節45°屈曲位
セラピスト:患者の背面に立つ
方法:①右手を大転子と腸骨稜間に置き,左手を重ねる
②仙腸関節を圧迫するように寛骨をゆっくり押す(約10秒程度)
③疼痛発現の有無を確認する.

図6-13 大腿骨後方スラストテスト

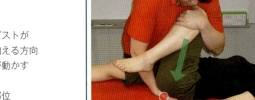

患者:背臥位.
セラピスト:患者の右側に立つ.
方法:①左手で股関節を屈曲・内転・内旋させる.
②右手は両下肢間から仙骨背面部に置き(内旋強調),左手で膝屈曲を把持する.
③大腿骨を介して寛骨を後方へ押し,疼痛発現の有無を確認する.

図 6-14 仙腸関節揺すり・持ち上げテスト

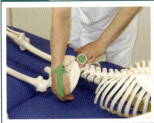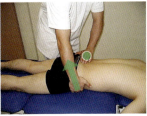

患者：腹臥位.
セラピスト：反対側に立ち，右手でASIS，周囲を把持して，左手指で仙骨溝を触診する．
方法：右手で寛骨を軽く揺すり(end feelテスト)，そのあと寛骨を後方へ持ち上げる(joint playテスト)．

図 6-15 仙腸関節後方離開テスト

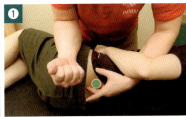

患者：骨盤帯と肩甲帯を平行にした側臥位．
セラピスト：正面に立ち，左腋窩を挟んで肩甲帯と骨盤帯が平行になるようにする．
方法：①左手は仙骨溝を触診し，右手は前腕回外位で体幹と直角方向で，腸骨稜と大転子の間に置く．
②右肘を下方へ引き下げ，仙骨溝の開大を左右で比較する．
③右前腕を大腿骨と平行に置き，再度仙骨溝の開大を左右で比較する．

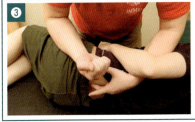

図 6-16 能動的下肢挙上テスト（ASLR test）

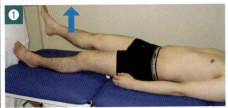

患者：踵を20 cm挙上した背臥位．
方法：①踵をベッドから20 cm持ち上げるように指示して，重たく感じる下肢を確認する．
②腹横筋の強調：上前腸骨棘を近づけるようにして，下肢挙上を指示する．
③多裂筋の強調：上後腸骨棘を第3腰椎に近づけるようにして，下肢挙上を指示する．

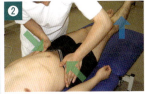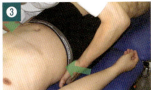

➡：セラピストが力を加える方向
➡：患者が動かす方向
🔴：固定部位
🟢：触診部位

図 6-17　腹横筋の再教育（1）

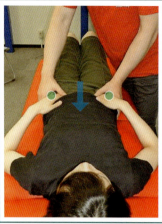

患者：背臥位で股・膝関節屈曲位.
セラピスト：指を ASIS の 2 横指内側で腹横筋に置く.
方法：「肛門を締めるように」「へそを引き込んで，引き上げて」など指示をして，腹横筋の緊張を確認する.

図 6-18　腹横筋の再教育（2）：骨盤帯安定化運動

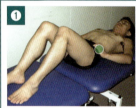 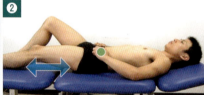 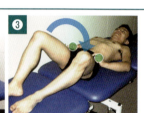

方法：① ASIS 内側で腹横筋の収縮を確認する.
　　　　②腹横筋の収縮を確認しながら，膝関節を伸展させる
　　　　③腹横筋の収縮を確認しながら，股関節を外旋させる

図 6-19　脊柱中間肢位の姿勢指導

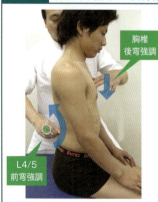

胸椎後弯強調
L4/5 前弯強調

方法：①恥骨結合と胸骨柄が矢状面で一直線上になるように指導する.
　　　　②L4/5 部位での前弯を強調し，肩甲骨外転と胸骨下制による後弯を意識させる.

症例 3　膝関節由来の腰痛（knee spine syndrome）

患　者	70歳代，女性
主　訴	腰殿部痛（左＞右），左膝関節痛 ▶**増悪因子**：歩行開始時，長時間歩行後，階段昇降時． ▶**緩和因子**：座位，臥床時．
現病歴	20年前より特に原因はなく腰痛があり，2年前より膝関節痛も出現した．3日前，重量物を挙上した際に，左腰部に激痛が出現した．
理学検査	●**画像所見**：第3腰椎変性性すべり症，両側変形性膝関節症． ●**神経学的所見**：特異的脱落所見なし ●**視診**：両側膝関節の屈曲拘縮あり（右膝伸展：−30°，左膝伸展：−20°） ●**触診**：左腰方形筋，左梨状筋，左上前腸骨棘周囲筋群に圧痛あり． ●**自動運動テスト** 　▶**腹臥位股関節内旋**：左側 30°，右側 60° 　▶**腹臥位膝関節屈曲**：左側 110°，右側 130°
正中化手技	圧痛部位と自動運動から，**仙骨後傾を伴った左寛骨後方回旋に対する正中化手技**を選択した（図 **5-7**，82～83頁参照）．
正中化後の理学検査	●**自動運動テスト**（膝関節伸展制限に左右差があるため，立位と座位で実施） 　▶**立位** 　　◇**前屈テスト**：右側屈傾向 　　◇**側屈テスト**：左側屈時，腰痛＋（腰椎伸展傾向） 　▶**座位** 　　◇**屈曲複合運動**：左側屈，左回旋時，疼痛＋ 　　◇**伸展複合運動**：特に問題なし ●**触診** 　▶**腰椎**：熱感なし，交感神経症状なし 　▶**膝関節**：熱感なし，発赤なし ●**疼痛誘発テスト** 　▶**腰椎**：スプリングテストおよび大腿スラストテストは陰性 　　➡腰椎の不安定性は認められないことが推測される． 　▶**膝関節**：過伸展テスト（図 **6-20**），外反・内反ストレステスト（図 **6-21**，**22**）は陽性 　　➡膝関節の機能障害が推測される． ●**他動運動テスト** 　▶**腰椎**：全方向で過少（図 **6-7**） 　　➡椎体間の過少運動性が推測される． 　▶**膝関節**：伸展（図 **6-20**）・屈曲（図 **6-23**）：ともに過少 　　➡膝関節の過少運動性が推測される．

> **memo**
> **knee-spine syndrome**
> 膝関節痛と腰痛の両方を呈し，膝関節機能障害に起因する腰痛のことを指す．日本人では通常，膝関節の屈曲拘縮が先行して，膝関節屈曲位で立位を保持することで重心が後方へ移動する．その結果として骨盤後傾→腰椎前弯減少をたどり，腰痛を発症する．欧米では，腰椎前弯減少後に膝関節が屈曲位を呈することが多いため，**spine-knee syndrome**と呼ばれている．

図 6-20　膝関節の過伸展テスト

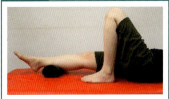

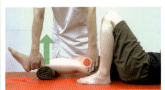

患者：砂袋を下腿に敷いた背臥位
方法：大腿骨遠位部を上方より把持固定．
　　　　体幹左側屈で下腿遠位を持ち上げ，膝を伸展させる．

図 6-21 外反ストレステスト

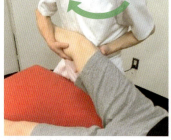
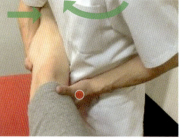

患者：背臥位で膝伸展位および20°屈曲位.
セラピスト：外側に立ち，右手で下腿を把持し，左手MP関節を大腿脛骨関節面に当てる.
方法：セラピストは体幹を右回旋させ，外反ストレスをかけ，疼痛の有無を確認する.

図 6-22 内反ストレステスト

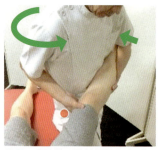
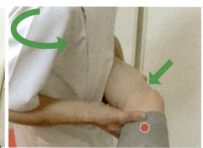

患者：背臥位で膝伸展位および20°屈曲位.
セラピスト：内側に立ち，左手で下腿を把持し，右手MP関節を大腿脛骨関節面に当てる.
方法：セラピストは体幹を左回旋させ，内反ストレスをかけ，疼痛の有無を確認する.

図 6-23 膝関節の他動運動テスト（屈曲 end feel テスト）

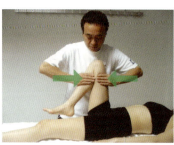
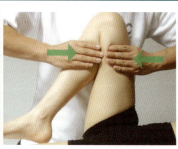

患者：背臥位
方法：セラピストは大腿骨遠位部と脛骨近位部を把持して，自動運動最終域で他動的に屈曲を加え，end feel を感じとる.

理学療法
- 膝関節屈曲拘縮による腰椎後弯を伴う腰痛（**knee-spine syndrome**）と推測した．
  - ▶膝関節の牽引および伸展モビライゼーション（図 6-24, 25）
  - ▶腰椎の牽引およびモビライゼーション（図 6-26, 27）

図 6-24 大腿脛骨関節の牽引

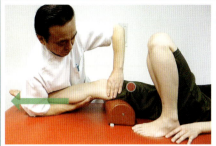

患者：下腿の下に砂袋を敷いた背臥位．
方法：大腿遠位部をしっかりと固定して，脛骨近位端を下腿長軸へ牽引する（グレードⅡ）．

図 6-25 膝関節の伸展モビライゼーション

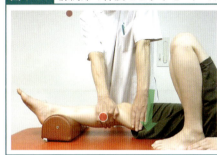

患者：背臥位で下腿部に砂袋を敷いた治療肢位．
セラピスト：右手で下腿近位部を把持して外旋固定，左手で大腿遠位部を把持する．
方法：セラピストは体幹を右回旋させ，膝伸展かつ大腿内旋しながら，右手で下腿を外旋誘導する．

図 6-26 腰椎の牽引

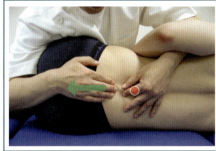

患者：側臥位．
セラピスト：正面から左手で上位棘突起を把持し，左手で尾側棘突起を把持する．
方法：セラピストは体幹右回旋させるようにグレードⅡの牽引を行う．

図 6-27 腰椎のモビライゼーション

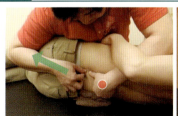 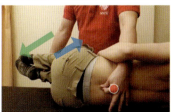 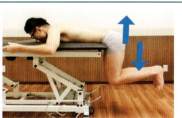

a. L4/L5 間の開大モビライゼーション　b. L4/L5 間の伸展モビライゼーション　c. 自己モビライゼーション

症例 4 頸椎捻挫後の右腰背部痛および頸部痛

患者	20歳代，女性
主訴	右腰背部痛，時に右頸部痛もある． ▶増悪因子：長時間の立位歩行． ▶緩和因子：座位，臥床．
現病歴	3か月前より腰背部痛が出現し，徐々に悪化．最近では頸部痛も出現している．
既往歴	7か月前，乗用車を運転中に，後方からの追突事故で受傷している（正面を向いていたため，追突予測はなかった）．
理学検査	●**画像所見**：単純MRIにて特に所見なし． ●**神経学的所見**：右側中殿筋の筋力低下：3⁺レベル（徒手筋力テストで重力に抗して，軽度の抵抗では可動域運動可能な状態）．右側片脚立位が不安定． ●**視診**：軽度の右凸側弯，右脊柱起立筋の過緊張． ●**自動運動テスト** 　▶体幹 　　◇立位：前後屈時および右側屈時，腰背部痛あり 　　◇座位：軽度の後屈時痛あり．体幹回旋は右回旋制限が顕著（**図6-28**）． 　▶股関節 　　◇屈曲・外転・外旋：右側に軽度制限あり． ●**触診**：右側の中殿筋後部線維に圧痛あり．
正中化手技 (1)	●座位での右側体幹回旋制限と中殿筋圧痛を認められたことから，**右側寛骨前方回旋に対する正中化手技**を選択した（**図5-9**，84～85頁参照）．

> **memo**
> **hip-spine syndrome**
> 股関節痛と腰痛の両方を呈し，股関節の可動域制限（おもに股関節伸展制限）のため，腰椎が過剰に可動することによって引き起こされる腰痛である．背景には，臼蓋形成不全などの股関節病変に伴う2次性の変形性関節症と，姿勢異常（腰椎過剰伸展）による1次性の変形性股関節症がある．

図6-28 体幹回旋テスト

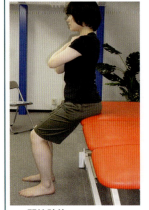
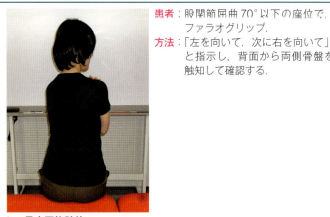

患者：股関節屈曲70°以下の座位で，ファラオグリップ．
方法：「左を向いて，次に右を向いて」と指示し，背面から両側骨盤を触知して確認する．

a. 開始肢位　　b. 最大回旋肢位

| 正中化後の
理学検査 | ● 視診：右凸側弯が残存している．
● 自動運動テスト
　▶立位：後屈時に軽度背部痛あり．⎤
　▶座位：右回旋制限の残存　　　　 ⎦ ➡ 胸椎のアライメント異常による機能障害が推測された．
● 肋骨の触診：右回旋時，第7肋骨の外側変位あり．
　▶試験的治療：右回旋時，第7肋骨を固定することにより回旋が改善した（図 6-29）．
　　➡ 第6-7胸椎の異常アライメントが推測された． |

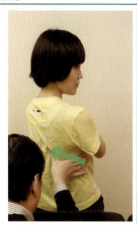

図 6-29　肋骨固定による試験的治療

➡：セラピストが力を加える方向
➡：患者が動かす方向
●：固定部位
●：触診部位

a. 右回旋制限　　b. 肋骨固定による回旋の改善

| 正中化手技
（2） | 試験的治療により体幹回旋が改善したことから，**脊柱右凸に対する正中化手技**を選択した（**図 5-17**，91頁参照）． |

| 正中化後の
理学検査（2） | ● 自動運動テスト
　▶体幹：立位での疼痛が改善し，座位の体幹回旋可動域が対称化した．
　▶股関節：屈曲に軽度制限あり（鼠径部の違和感のみ）．
　　➡ 股関節の機能障害が推測された．
● 疼痛誘発テスト
　▶胸椎：feederテスト（**図 6-30**）は陰性
　　➡ 胸椎の椎体間の不安定性は考慮されない．
　▶股関節：立位荷重テスト（**図 6-31**），パトリックテスト（**図 6-32**），トルクテスト（**図 6-33**），腹臥位股関節回旋テスト（**図 6-34**）はすべて陽性
　　➡ 股関節の不安定性による機能障害が推測された． |

| 理学療法 | 股関節不安定性による腰背部痛 **hip-spine syndrome** として，**股関節安定化運動**（図 6-35～38）を指導した． |

図 6-30　feeder テスト

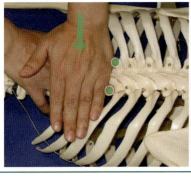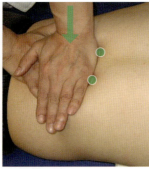

患者：腹臥位.
セラピスト：利き目側（ここでは左側）に立ち，棘突起から2横指外側で横突起を確認する.
方法：呼気に合わせて，ゆっくりと押し，疼痛と joint play を確認する.

図 6-31　立位荷重テスト

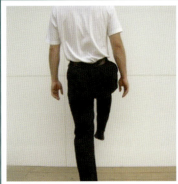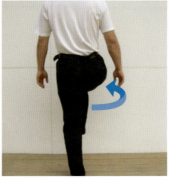

a. 開始肢位　　　b. 屈曲下肢の内転・内旋

患者：片脚立位で股関節屈曲位
方法：屈曲下肢を90°屈曲位で内転するように指示して，立脚側の疼痛の有無を確認する.

図 6-32　パトリックテスト

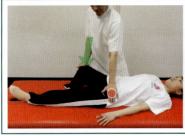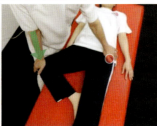

患者：背臥位で，患側（ここでは右側）の踵を膝関節内側に置く.
セラピスト：反対側 ASIS を固定する.
方法：右手で股関節外転・外旋を負荷し，可動域制限と疼痛の有無を確認する.

図 6-33　トルクテスト

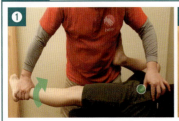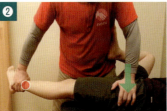

患者：背臥位で右側股関節を屈曲固定する.
セラピスト：尾側から体側で右下肢を固定する.
方法：①セラピストは左手 ASIS を触知しながら，右手で左股関節内旋かつ伸展する.
② ASIS が前傾しはじめた角度で，大腿骨頭部を下方へ押して，痛みと不安定性を確認する.

図 6-34 腹臥位股関節回旋テスト

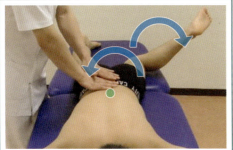

患者：腹臥位で膝関節90°屈曲位.
セラピスト：第5腰椎棘突起を触知する.
方法：股関節内旋・外旋を指示して，リズムと腰椎過剰運動性を確認する.

図 6-35 股関節の牽引・圧迫手技

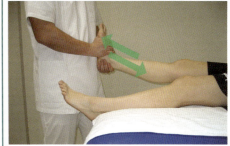

患者：背臥位.
セラピスト：足底側に立ち，足部を背屈させ，固定する.
方法：最も joint play が大きい角度を確認して，牽引と圧迫を行い，心地よい方向でグレードⅡを施行する.

図 6-36 内転筋の横断伸張手技

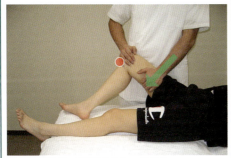

患者：背臥位で股関節屈曲・外転位.
セラピスト：外側から大腿部を固定する.
方法：内転筋の緊張肢位まで外転して，右手で外転位を保持し，左手で横断伸張させる.

図 6-37 大腿直筋の横断伸張手技

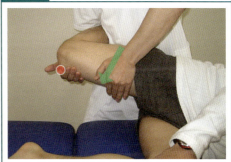

患者：治療下肢（ここでは右側）を上にした側臥位で，股関節伸展かつ膝関節屈曲位.
セラピスト：背部に立つ.
方法：大腿直筋の緊張肢位まで股関節を伸展して，右手で下肢を固定し，左手で横断伸張する.

図 6-38 中殿筋の再教育運動

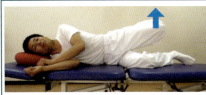
a. 膝屈曲位での股関節外転

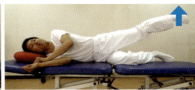
b. 膝伸展位での股関節外転

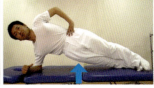
c. 体重負荷時での股関節外転

症例 5 腰椎椎間板ヘルニアによる腰下肢痛

患 者	20歳代，女性，事務（受付業務）
主 訴	右腰殿部から大腿後面，下腿外側，足背部に疼痛あり．
現病歴	特に誘因はなく，6か月前より腰痛が出現し，徐々に下肢痛も出現した． ▶ **増悪因子**：座位時，起き上がり時，前屈時痛 ▶ **改善因子**：右上側臥位
理学検査	● **画像所見**：L4-5 椎間板ヘルニア（脱出型）（**図 6-39**） ● **神経学的所見**： 　▶ **右側 Lasègue test**：30°陽性，右長母趾伸筋の筋力低下（3+ レベル），足背部感覚鈍麻， 　▶ **右側第 5 腰椎神経根バレー圧痛点**：陽性 　　➡ 第 5 腰椎神経根に症状あり． ● **自動運動テスト** 　▶ **体幹**：前屈時痛（FFD は 45 cm），後屈時痛，左右側屈時痛あり． 　▶ **下肢**：腹臥位にて股関節右側外旋に制限あり，右膝関節に屈曲制限あり． ● **触診**：右内腹斜筋，左外腹斜筋，右腰方形筋，左梨状筋，右上前腸骨棘周囲筋群に圧痛あり．
正中化手技	右内腹斜筋，左外腹斜筋，右腰方形筋，左梨状筋に圧痛があり，右股関節外旋と右膝関節屈曲に制限があったことから，**仙骨前傾を伴った右寛骨後方回旋に対する右内腹斜筋リリースと左外腹斜筋リリースを用いた正中化手技を選択した**（**図 5-1，2**，78〜79 頁参照）．
正中化後の理学検査	● **自動運動テスト** 　▶ 前屈時痛のみ残存 ● **触診** 　▶ 疼痛部位に熱感あり． 　▶ **スクラッチテスト**（**図 6-2**），**スキンロールテスト**（**図 6-3**）：発赤と疼痛あり． 　　➡ 交感神経症状の可能性？ ● **腰椎疼痛誘発テスト** 　▶ **コインテスト**（**図 6-4**）：陽性 　▶ **大腿骨スラストテスト**（**図 6-6**）・**スプリングテスト**（**図 6-5**）：L4-5 陽性 　　➡ 第 4-5 腰椎間の過剰運動性が推測される． ● **腰椎他動運動テスト**（**図 6-7**） 　▶ 屈曲・伸展，側屈ともに L4-5 の joint play 過大 　　➡ 第 4-5 腰椎間の過剰運動性が推測される．

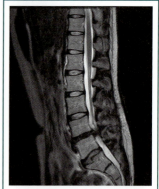

図 6-39 腰部 MRI 画像（T2 強調）

a. 矢状断

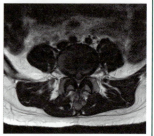

b. 水平断

memo
FFD
finger floor distance の略．指床間距離といって，前屈時の指先と床の距離のことである．

- 神経学的脱落所見
    - ▶右側 Lasègue test：30°．筋力テスト・感覚テストは異常なし

理学療法　主訴と画像から第4-5腰椎椎間板ヘルニアによる第5腰神経根刺激症状であると考え、**神経根に対する刺激症状緩和**（図6-40, 41）と**椎体間の安定化運動**（図6-42）を行った．また、座位姿勢を指導した（図6-19, 100頁）．

→：セラピストが力を加える方向
⇒：患者が動かす方向
●：固定部位
●：触診部位

図6-40　神経モビライゼーション(1)

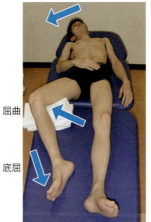

目的：右側腰椎神経根圧迫の除去
患者：体幹：右側屈
　　　股関節：屈曲/外転/外旋
　　　膝関節：屈曲
　　　足関節：底屈
方法：この肢位が疼痛緩和肢位となる．疼痛の緩和を確認し、安静時にはこの肢位をとるように指導する．

図6-41　神経モビライゼーション(2)

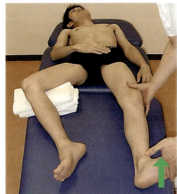
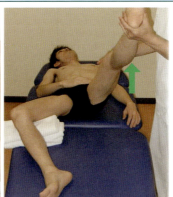

患者：背臥位
セラピスト：左側に歩行肢位で立つ．
方法：①左膝関節伸展位で足関節に他動的背屈をゆっくり加える．これを10回反復する（症状悪化時は中止）．
②左股関節屈曲位から他動的に膝関節伸展させ、SLRをゆっくり10回反復する．

a. 左足関節背屈、膝関節伸展（症状増加時は中止）
b. 左下肢股関節屈曲から徐々にSLRへ

図6-42　腰椎安定化運動：bird dog

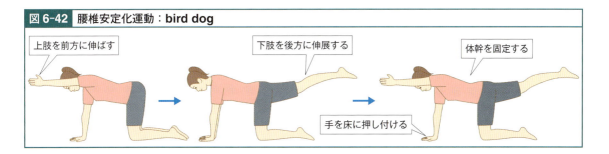

上肢を前方に伸ばす　　下肢を後方に伸展する　　体幹を固定する
手を床に押し付ける

症例 6　立方骨症候群による腰背部痛および頸部痛

患　者	10歳代，女性，中学3年生（バスケットボール部に所属）
主　訴	右の殿部から背部にかけての疼痛，右頸部痛 ▶**増悪因子**：走行時が顕著．歩行，長時間立位時にも生じる．後屈時痛あり． ▶**改善因子**：臥床時
現病歴	特に誘因はなく3か月前より腰痛が出現し，徐々に背部痛も出現した．現在は頸部まで痛みが出現している．
既往歴	2年前に右足関節を捻挫
理学検査	● **画像所見**：特異的所見なし（**図6-43**） ● **神経学的所見**：特になし ● **自動運動テスト** 　▶**体幹**：前屈／後屈時痛（後屈時＞前屈時） 　▶**下肢**：腹臥位にて股関節右外旋に制限あり．右膝関節に屈曲制限あり（尻上がり現象＋）． ● **触診**：右腰方形筋・左梨状筋・右上前腸骨棘周囲筋群に圧痛あり．
正中化手技	右腰方形筋，左梨状筋，右上前腸骨棘周囲筋群に圧痛があり，右股関節外旋と右膝関節屈曲に制限があったことから，**仙骨前傾を伴った右寛骨後方回旋に対する仙骨正中化手技**（**図5-3**，80頁参照）と，**モビライゼーションを用いた寛骨前方回旋手技**を選択した（**図5-4**，80頁参照）．
正中化後，理学検査	● **視診**：立位時，右後足部内反（足部アーチ低下），右脊柱起立筋の緊張あり． ● **触診** 　▶疼痛部位に熱感あり 　▶**スクラッチテスト・スキンロールテスト**：発赤と疼痛あり．➡ 交感神経症状の可能性？ ● **自動運動テスト** 　▶**体幹**：前屈／後屈時痛が残存 ➡ 足部のアライメント異常による機能的下肢長差の可能性． 　▶**下肢**：下肢伸展挙上角度；右側60°，左側90° ➡ ハムストリングスの過緊張が推測された． ● **疼痛誘発テスト** 　▶**前距腓靱帯ストレステスト**（**図6-44**）：陽性 ➡ 前距腓靱帯の機能不全の可能性． 　▶**立方骨疼痛誘発テスト**（**図6-45〜47**）：全項目陽性 ➡ 立方骨周囲の靱帯の機能不全の可能性． ● **他動運動テスト**（**図6-48**）：過少 ➡ 外反捻挫による立方骨の機能障害が推測された．

図6-43　MRI所見

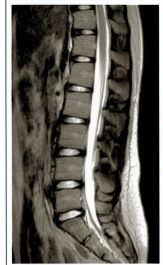

a．T2強調画像

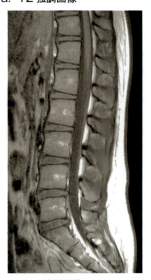

b．T1強調画像

理学療法 足関節外反捻挫後の立方骨症候群が考えられることから，**立方骨のマニピュレーション**（図6-49）と足部アーチの再建を目的とした**舟状骨のモビライゼーション**（図6-50）を行い，自己トレーニング（図6-51）を指導した．

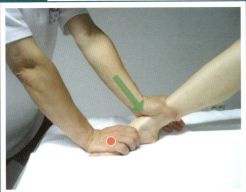

図6-44　前距腓靱帯ストレステスト

患者：背臥位で，膝関節屈曲位．
セラピスト：右手で足関節を底屈・内がえしで固定する．
方法：左手で下腿を後方へ押す．痛みの有無と，joint playを確認する．

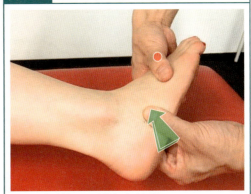

図6-45　立方骨の圧痛テスト

患者：背臥位で足関節軽度底屈位．
方法：セラピストは尾側から右手で前足部を把持して，左手母指で立方骨をゆっくり圧迫する．その際，疼痛の有無を確認する．

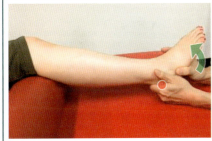 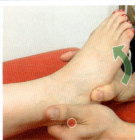

図6-46　足関節の内転テスト

患者：背臥位で，足関節軽度底屈位．
方法：セラピストは尾側から左手で踵骨を固定して，右手母指で立方骨を内転方向へ押す．その際，疼痛の有無を確認する．

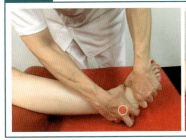 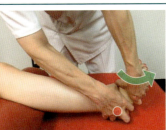

図6-47　足関節の回外テスト

患者：背臥位で足関節軽度底屈位．
方法：セラピストは対側に立ち，右手で踵骨を固定して，左手示指で立方骨を回外方向（底屈・内転・内反）へ押し，疼痛の有無を確認する．

図 6-48　立方骨の他動運動テスト

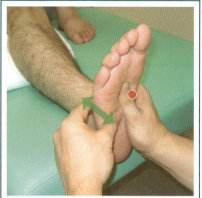

患者：背臥位
方法：セラピストの右手で舟状骨と外側楔状骨を固定して，左手で立方骨を背側・底側へ押し，joint playを確認する．

図 6-49　立方骨のマニピュレーション

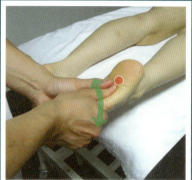

患者：腹臥位
方法：セラピストは両母指を足底から立方骨に重ね，他の4指は足背部で第4・5中足骨近位部を固定する．軽く足部を振り，患者の脱力を確認してから「ピタッ」と静止する．その時，慣性力で立方骨が背側へ移動する．

図 6-50　舟状骨背側のすべりモビライゼーション

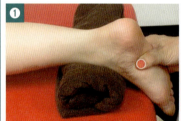
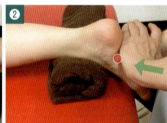

患者：腹臥位
方法：①セラピストは右手母指を舟状骨，左手2，3指で背側から立方骨を固定する．
②左手小指球で舟状骨を下方へ押し，モビライゼーションを行う．

図 6-51　足部アーチ保持自己トレーニング

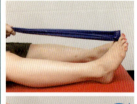
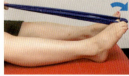

a．長母趾屈筋トレーニング

患者：長座位
方法：①セラバンド®を母趾末節骨に引っかける．
②母趾を屈曲する．
③足関節を底屈する．

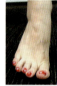

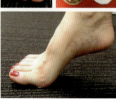

b．つま先立ち練習

方法：母趾球裏に500円硬貨大の紙を敷き，つま先立ち（母趾球が紙に接していることを意識する）．

第7章
下肢長差に関する システマティックレビュー

 Ⅰ 解剖学的下肢長差の平均値は？ ▶114

- 1）左右差 ▶114
- 2）性差 ▶115
- 3）疼痛との関連性 ▶115
- 4）測定方法の相違 ▶116

 Ⅱ 解剖学的下肢長差が及ぼす影響は何か？ ▶117

- 1）骨盤と脊柱のアライメントへの影響 ▶117
- 2）脊柱・骨盤帯周囲筋群の過緊張 ▶118
- 3）代償作用と腰痛の相関性 ▶119

 Ⅲ 臨床的に重要な解剖学的下肢長差と環境因子は？ ▶120

- 1）症状と相関性のある解剖学的下肢長差とは？ ▶120
- 2）解剖学的下肢長差と関連因子 ▶121

 Ⅳ 解剖学的下肢長差と機能的下肢長差との関連は？ ▶125

- 1）解剖学的下肢長差が生理学的機能に影響するのか？ ▶125
- 2）解剖学的下肢長差と歩行分析 ▶126
- 3）機能的下肢長差とアライメント非対称 ▶127

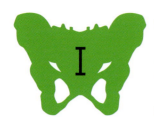

I 解剖学的下肢長差の平均値は？

　下肢長差は，従来から頻繁に検討されてきたテーマである．下肢長差に関するMannello[1]およびGurney[2]，機能的非対称に対するCooperstein[3]のレビューは，背景となる情報を提供する資料として強く推奨されている．

　まず，従来の疫学的報告から解剖学的下肢長差の平均値はどの程度なのか，解剖学的下肢長差が及ぼす影響は何かについて，レビューする．

1 左右差

　正確なX線撮影法を用いた報告[4〜11]を統合すると573例で，0〜20mmの解剖学的下肢長差が認められた（**表7-1**）．下肢長差の平均は5.21±4.1mmであった（**図7-1**）．左右差を詳細に検討した6論文[4〜8,10]による対象者272例では，左下肢が右下肢より長い人の比率が53〜75％であった（**図7-2**）．

> **KEY POINT**
> ● 解剖学的下肢長差がある場合，左下肢が長い人が多い．

表7-1 正確なX線を用いた解剖学的下肢長差のレビュー

論文	対象	対象数	備考	コントロール群	平均下肢長差
Gross R. 1983[6]	男性マラソンランナー（24〜49歳）	33	下肢長差の影響なし		4.9 mm
Venn et al 1983[7]	無作為症例	60			5.4 mm
Cleveland et al 1988[4]	腰痛症	10	立位と背臥位でのX線		4.7 mm
Hoikka et al 1989[5]	慢性腰痛症	100			4.9 mm
Beattie et al 1990[8]	臨床症例（22〜60歳）	19	下肢長差のある腰痛症10例	9例の健常群	6.8 mm
Soukka et al 1991[9]	4種類の仕事と性別群（35〜54歳）	247	194例の腰痛群	53例の健常群	5.0 mm
Rhodes et al 1995[10]	カイロプラクティックに通院する腰痛症例	50	26名男性，24名女性（18〜40歳）		6.3 mm
Mincer et al 1997[11]	ボランティア	54	過去1年間，腰痛のない男性10人，女性44人		2.4 mm

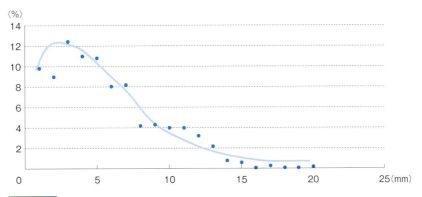

図 7-1 解剖学的下肢長差とその発生頻度

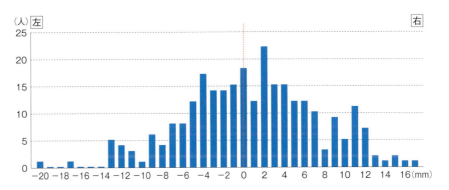

図 7-2 解剖学的下肢長差の程度
「正」は右下肢が長く，「負」は左下肢が長いことを示唆している．
全体的に左下肢が長い人が多い．

表 7-2 解剖学的下肢長差と性差

	対象人数	平均下肢長差 (mm)
男性	58	5.1
女性	58	5.2

性差は認められない．

2　性差（表7-2）

　X線による検討を行った4論文[4,6,8,11]で，下肢長差群（n=116）を性別に比較した結果，下肢長差の頻度と程度に性差は認めなかった．

3　疼痛との関連性

　解剖学的下肢長差を有する対象者を，症候群（n=347）と無症候群（n=165）に分類して検討した[4〜6,8〜11]．腰痛などの症状を有する症候群には，さまざま

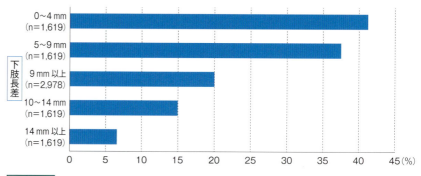

図 7-3　下肢長差の頻度
n= 総数

な運動連鎖(膝関節や股関節)の問題が含まれている．無症候群は，全く症状のない群，過去 6 か月間に腰痛がない群，過去 12 か月間に腰痛がない群で構成されている[9]．

症候群の平均下肢長差は 5.1±3.9 mm，無症候群では 5.2±4.2 mm であり，症状の有無と解剖学的下肢長差に有意差は認められなかった．さらに両群の下肢長差の平均は，従来報告されている結果(図 7-3)とほぼ同一であり，解剖学的下肢長差が運動連鎖の問題，特に腰痛とは相関性がないことを示唆している．

 KEY POINT
- 解剖学的下肢長差と腰痛に相関性はない．

4　測定方法の相違

Juhlら[12]は，腰痛症例 421 人を対象に，解剖学的下肢長差の測定を目的にしたX線像から，下肢長差および仙骨底傾斜の発生頻度を検討した．その結果，調査対象者の 43% が 10 mm 以上の下肢長差を有していた．これは，今回のレビューで集積されたデータの約 2 倍である．この相違は，Juhl らの計測する中心線が，大腿骨頭ではなく仙骨底に向けて引かれたことにある．この計測法の相違のため，Juhl らの結果の取り扱いには注意が必要である．

 KEY POINT
- 20 mm 以上の解剖学下肢長差は，1,000 人中 1 人程度とされている．
- 大腿骨頭に中心を合わせた従来の報告[13]では，約 90% に，いくらかの解剖学的下肢長差があるとされている．

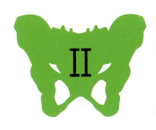

II 解剖学的下肢長差が及ぼす影響は何か？

1 骨盤と脊柱のアライメントへの影響

解剖学的下肢長差は，前額面と矢状面上での寛骨の回旋，つまり**機能的非対称**を生じさせることが立証されている[3,14〜16]．機能的非対称を力学的に考察すると，立位時，骨盤内部の体重心は股関節を通り，足部へ向かうベクトルが生じる．その際，片側下肢に短縮が存在すると，大腿骨頭が下方へ押し下げられ，骨盤に回旋または変位が生じる．人為的に解剖学的下肢長差を生じさせた *in vivo* での検討では，寛骨が短縮側で前方回旋，反対側で後方回旋する[14,17]ことが立証された（**図 7-4**）．

また，Cummingsら[14]は，解剖学的下肢長差と骨盤回旋の程度には一定の相関性が存在することを報告した（**図 7-5**）．

Walshら[15]は，**骨盤傾斜**が，22 mmまでの解剖学的下肢長差を代償する最も一般的な方法であり，22 mm以上になると，骨盤傾斜に加え，延長側で膝の屈曲が生じる傾向にあることを観察している．

足部挙上と機能的非対称の程度は，正の相関性にあるが，機能的非対称には寛骨の非対称，仙腸関節の可動性，および骨盤付着筋群の過緊張など，多くの要因が存在する．そのため，解剖学的下肢長差とその程度を，腸骨稜の高さの違いから推測するのは間違いである[17,18]．

Gilesら[19,20]は，解剖学的下肢長差と機能的非対称に影響を及ぼす因子を検討

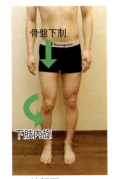

a. 前額面

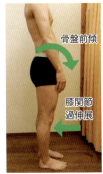

b. 矢状面

図 7-4
解剖学的下肢長差によるアライメントへの影響

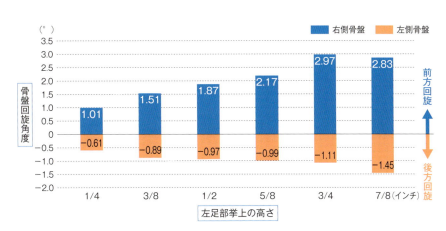

図 7-5 左足部挙上時の骨盤回旋
プラスは前方回旋，マイナスは後方回旋を示す．
下肢長差が大きくなると，骨盤回旋が大きくなっている．

> **memo**
>
> **牽引骨棘**
>
> 骨棘は，骨に加えられた何らかの刺激に反応して骨組織が増殖し，棘状になったものである．
>
> 牽引骨棘は，過剰な引張力によって生じるものであり，代表的なものでは足底腱膜の踵骨棘がある．

し，腰仙椎部椎間関節角の非対称，姿勢性側弯症，椎体軟骨終板の凹面化，第5腰椎の楔状化および**牽引骨棘**が関与していることを報告した．

> **KEY POINT**
> - 解剖学的下肢長差は，骨盤回旋などの機能的非対称を生じさせる．
> - 機能的非対称には，椎骨の非対称や変形，側弯症など，解剖学的下肢長差の他にも多くの要因がある．

2 脊柱・骨盤帯周囲筋群の過緊張

1) 反射性筋収縮のメカニズム

解剖学的下肢長差により骨盤・脊柱が非対称になると，仙腸関節に負荷がかかり，関節包を刺激することになる．

Indahlら[21]は，ブタの仙腸関節包への刺激による反射性筋収縮を検討して，「仙腸関節組織の低閾値神経終末に対する刺激は，経時的な痛みを伴う殿部および傍脊柱筋群の反射性過緊張を引き起こす」と述べている．さらに，刺激された関節包の領域（背側/腹側）に応じて，反射性筋収縮を生じる筋が変化することを見出した．興味深いことに，仙腸関節の腹側関節包を刺激すると，**腰方形筋**の反射的な収縮が生じていた（図7-6）．

反射性筋収縮が継続すると，過緊張になる．このフィードバックループが確立されると，図7-7のような悪循環が形成されることになる．

2) 椎間関節受容器の役割

Allumら[22]は，体幹の回旋が腰椎の椎間関節受容器を興奮させて，傍脊柱筋の収縮を誘発し，平衡状態を補正していると述べた．

椎間関節受容器は，解剖学的下肢長差に起因する骨盤/腰椎の回旋に適応している可能性が高い．しかし，腰方形筋の過緊張によって引き起こされる機能的非対称

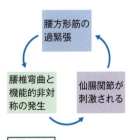

図7-7 反射性筋収縮による悪循環

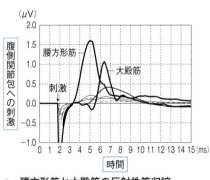

a. 腰方形筋と大殿筋の反射性筋収縮

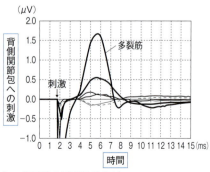

b. 多裂筋の反射性筋収縮

図7-6 仙腸関節の関節包への刺激と反射性筋収縮

は，反射性筋収縮を引き起こし，この椎間関節受容器を刺激すると考えられている．

> **KEY POINT**
> ●骨盤や脊柱の非対称により，関節周囲筋群の反射性筋収縮が生じる．

3 代償作用と腰痛の相関性

　解剖学的下肢長差に対しては，機能的非対称による代償作用が生じる．しかし，この代償作用にも限界がある．解剖学的下肢長差によって機能的非対称を有する群では，下肢長差を有さない群と比べて，外乱に対する適応能力が減少する．さらに機能的非対称によって腰方形筋の過緊張が生じている場合には，筋性防御反応および疼痛を生じる可能性がある．

　Levangieは[23]，解剖学的下肢長差によって生じる代償作用に伴う腰痛の出現について検討した．彼らは，骨盤周囲の解剖学的ランドマークを正確に測定する方法で，荷重下（立位）での骨盤非対称の定量化を試みた．解剖学的下肢長差の代償作用である機能的非対称と背部痛との相関性を確認することが目的だったが，相関性は認められなかった．

　Knutsonら[24]は，骨盤非対称を腸骨稜の高さから評価して，腰痛群と健常群で比較した．その結果，自己申告された腰痛の頻度・程度と，骨盤非対称には相関性を認めなかった．しかし，骨盤非対称群（32人の被験者のうち29人）において，61％は左側腸骨稜が高かった．これは左側下肢が長いという解剖学的下肢長差の発生率の高さと合致する．

　Fannら[25]は，X線で前額面の骨盤傾斜を測定し，慢性腰痛（少なくとも3か月の腰痛と定義）を有する被験者（93人）および非被験者（76人）を調査した．この研究においても，骨盤傾斜と慢性的な背部痛との相関性は認められず，骨盤傾斜の程度にも有意差は認められなかった．

　前額面の骨盤傾斜を調査したこれまでの研究では，姿勢の非対称は，解剖学的下肢長差または骨性の非対称から生じている場合が多いが，背部痛とは関連しておらず，臨床的な重要性には疑問が残る．

> **KEY POINT**
> ●従来の報告では，解剖学的下肢長差と腰痛の発生に，関連性は少ない．
> ●実際には，下肢長差の補正により，下肢，骨盤，腰椎のアライメントが正常化して，自動運動が改善する腰痛症例を多く経験する．
> ＊著者らの経験では，下肢長差に加え，生活環境での立位時間や下肢長差の程度も関連しているようである．

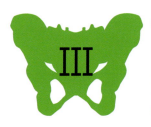

III 臨床的に重要な解剖学的下肢長差と環境因子は？

本項では，どの程度の解剖学的下肢長差が臨床的に重要であるか，すなわちどの程度の解剖学的下肢長差が背部痛，運動障害，筋力の非対称または他の生理学的変化に関連しているかを定量化する．ここでは，解剖学的下肢長差を決定するため，より正確な X 線での測定方法を用いた論文のみを選択した．

1 症状と相関性のある解剖学的下肢長差とは？

解剖学的下肢長差の臨床的意義を示唆する文献のなかでは，Friberg の 1983 年の研究[26]が最もよく引用されている．彼らは 1,157 人の対象者に関するデータを収集した．対象群の内訳は，慢性腰痛群 798 例，対照群 359 例である．

結果は，従来の論文で概説されているものと非常に類似している．Friberg による 10 mm 以上の下肢長差の腰痛症罹患率は 15.6％，15 mm 以上は 22％ であり，従来のレビューではそれぞれ 14.8％ と 26％ であった．しかし，従来のレビューで集められた対象群とは異なり，この研究の対象者は軍の病院に通院中の軍人患者であり，過度の負荷と反復負荷にさらされた被験者の割合が高いと推測される．Friberg はこの対象群において，「5 mm 以上の下肢長差は，腰痛患者において 75.4％，健常群で 43.5％ であり，統計学的に有意差（p＜0.001）を認めた」と報告した[26]．

慢性腰痛群は全人口の約 21％ にのぼる[26,27]．Friberg が発見したように，一般人の 50％ が 5.2 mm 以上の解剖学的下肢長差を有することを考慮すると，5 mm の解剖学的下肢長差が腰痛の要因である場合，この割合がより高くなることが予想される．図 7-8 は，Friberg のデータを用いた解剖学的下肢長差に対する慢性腰痛の発生比率に関するオッズ比である．解剖学的下肢長差が

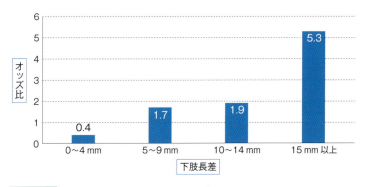

図 7-8　下肢長差と腰痛の発生比率[26]（オッズ比）

15 mm を超えると慢性腰痛の有病率が5.3倍となり，Friberg の推定相関が実証される．彼らは論文の中で，「5 mm 未満の下肢長差は，腰部側弯症または背部痛とは相関しない．また，下肢長差が5 mm 以上であっても，日常生活，軍事訓練，スポーツ活動などにおいて，過度な負荷に継続的にさらされていない場合には腰痛を生じない」と述べている[28]．したがって，Friberg は，比較的軽度の解剖学的下肢長差による腰痛は，長期にわたる反復負荷などの特定の条件において認められるもので，一般的ではないとしている．

　この結果から，臨床的に重要と仮定される解剖学的下肢長差の下限は **5 mm** と考えられる．上限値に関しては，従来の30 mm 未満では軽度であり，臨床的意義は疑わしいと述べている[16, 28]．

　Giles ら[20]は，10 mm 以上の解剖学的下肢長差が慢性腰痛群で有意に多く発見されたと報告している．慢性腰痛群での平均的下肢長差やその程度に関する結果は示されておらず，解剖学的下肢長差が10 mm 以上であることのみが示されている．彼らは，10 mm 以上の解剖学的下肢長差を，慢性腰痛群（1,309人）の18%，健常群（50人）の8%で確認している．

　これらのレビュー[8, 10, 12〜16]での健常群（164人）の結果では，解剖学的下肢長差 10 mm 以上が15.5%であった．すべての論文（症状の有無の関係なく）から集めた結果，10 mm 以上の解剖学的下肢長差を認めたものは，全体の15%であった．この結果が，健常人を対象にしたGiles らの解剖学的下肢長差と，慢性腰痛群が10 mm 以内の解剖学的下肢長差に関係しているかどうかについては依然，疑問が残る．

> **KEY POINT**
> ● 過度の負荷環境下では5 mm 以上の下肢長差は，腰痛発症と関連性が認められた．
> ● 通常の環境下で15 mm を超えた下肢長差は腰痛有病率が5.3倍である．
> ● 10 mm 以上の下肢長差と腰痛発生との因果関係は疑問である．

2　解剖学的下肢長差と関連因子

関連因子①：ジャンパー膝を有するアスリート

　Kujala ら[29]がジャンパー膝を有するアスリートを対象に調査した結果，ジャンパー膝群は，健常群（3.0±2.3 mm）よりも有意に大きな解剖学的下肢長差（5.8±4.5 mm）を有すると報告した．この報告における健常群（20人）の解剖学的下肢長差は，本レビュー（5.2±4.2 mm）での健常群（164人）より有意に小さい．これは症例数が少ないこと，健常群が「健常なアスリート」であることによるかもしれない．その点は注意して考える必要がある．

同時に彼らは，最初の8週間のトレーニング期間に膝の痛みを発症した群（32人）と，発症しなかった群（28人）における比較も行った．その結果，発症群（8.0±5.9 mm）が，発症しなかった群（4.1±2.9 mm）より，有意に大きな解剖学的下肢長差を有していた[30]．

Soukkaら[9]は，生産年齢人口の男女247例を対象に，腰痛群と健常群での解剖学的下肢長差を統計学的に検討した．結果として，10〜20 mmの解剖学的下肢長差は腰痛を増加させず，20 mm以上の解剖学的下肢長差と腰痛との関連も確認できなかった．この結果は，Fribergの報告とは異なる[28]．しかしながら，FribergとSoukkaらの意見交換において，Subotnick[31]が述べた「解剖学的下肢長差の影響は，長期間の反復荷重によって大きく左右される」という点で合意している．

関連因子②：疲労骨折

Gross[6]は，マラソン選手の解剖学的下肢長差を調査し，25 mm未満の解剖学的下肢長差は有害な影響を及ぼさないことを確認した．

Friberg[32]は，疲労骨折を有する対象者を，解剖学的下肢長差10 mm以上群と10 mm以下群に分けて比較検討を行った．対象者はパラシュート訓練を行う軍人であり，10 mm以上の解剖学的下肢長差を有していたのが102例中6例（15.7％），そのうち3例が疲労骨折を呈していた．10 mmを超える解剖学的下肢長差と，極端な荷重応力による障害との関連性が指摘されるが，症例数が16例と少なく，統計分析ができないため，疲労骨折の発生率と下肢長差10 mmの相関性については不明である．

解剖学的下肢長差と疲労骨折を有するアスリート選手（46人）の研究では，疲労骨折群の平均下肢長差が4.9 mmであった．解剖学的下肢長差と疲労骨折の関連性が考慮されたが，統計学的有意差は認めなかった[33]．

解剖学的下肢長差5 mmの影響は，高荷重かつ反復負荷環境下でも必ずしも有意ではない．しかし，増加した負荷が急激かつ重度の場合（Fribergのパラシュートに関する報告）は，下肢長差10 mmと病的状態（疲労骨折）に強い相関が認められた．

これらの知見から，下肢長差が10 mm未満であれば，高荷重の反復負荷でも，臨床的には影響がないと考えられる．10〜20 mmの下肢長差は，臨床的影響が生じる可能性を高めるが，過剰で突発的な負荷環境以外でのエビデンスは不足している．

関連因子③：大腿骨頸部骨折と人工股関節全置換術

Taylorら[34]は，大腿骨頸部骨折により脚短縮（平均3 cm，範囲1.5〜5.5 cm）が生じた15例症例の経過観察を10年間行い，解剖学的下肢長差によって有意な不快感，構造的異常，変性変化が生じなかったことを報告した．

Edeenら[35]は，人工股関節全置換術後に平均9.7 mmの下肢長差を有する68例の患者を平均6.6年にわたって経過観察した．経過観察期間において，解剖

Harris ヒップスコア

股関節の状態を数値化して評価する指標．
疼痛，機能，変形の有無および可動域を評価項目として，合計点は最高100点となる．

SF-36 Health Survey

SF-36®は，健康に関するQOL（HRQOL：Health Related Quality of Life）を測定するための，科学的で信頼性・妥当性を持つ尺度である．
ある疾患に限定した内容ではなく，健康についての万人に共通した概念のもとに構成されている．

memo

Perthes病

若年期変形性骨軟骨炎．大腿骨骨頭の血行障害によって壊死を生じる．男児に多く，5～10歳ぐらいまでに発症する．
症状としては，運動時に股関節，大腿，膝の軽い疼痛がある．股関節の外転と内旋が制限される．

学的下肢長差と腰痛に相関関係は認められなかった．

Whiteら[36]は，200例の人工股関節全置換術後の検討において，解剖学的下肢長差とその機能に着目し，多面的な評価に有効な機能的アウトカムスコア（**Harris ヒップスコア**と**SF-36 Health Survey**）を使用した．その結果，下肢長延長（最大35 mm）または下肢長短縮（最大21 mm）は，手術後6か月後，機能，快適性および満足度の低下とは相関しなかった．

7年間にわたる人工股関節全置換術6,954例の後ろ向き研究では，術後の解剖学的下肢長差による背部痛や股関節痛などによって手術を要した症例は21例（0.3％）であった[37]．再置換症例の平均的下肢長差は3.6 cm（範囲2.0～7.0 cm）であった．下肢長差は，非対称を補う代償作用である骨盤，仙腸関節および軟部組織の能力が減少する高齢群で誘発されていた．

関連因子④ 小児期および発達過程に生じた解剖学的下肢長差

小児期の解剖学的下肢長差の影響に関して，Yrjönenら[38]は，平均下肢長差12 mmを有する**Perthes病**患者81例の追跡調査を行った．経過観察期間は平均35年（範囲28～47）であった．ほとんどの症例で腰痛を訴えなかったため，Perthes病による解剖学的下肢長差は，腰痛の重大な要因ではないと結論づけている．

小児期以降に生じた大きな解剖学的下肢長差（平均29.1 mm）を有する成人（平均年齢28歳）に関する研究[37]では，背部痛または変性変化は認められず，下肢長差が22 mm未満の腰椎側弯は軽度であった．

解剖学的下肢長差10～30 mmを有する症例に対して数十年に及ぶ経過観察を行っているこれらの研究の多くに，背部痛との有意な相関を示すものは見当たらない．これらの知見を総括すると，平均5 mmの解剖学的下肢長差は，長期にわたる反復的な負荷が加わっても，有意な問題にはならないようである．少なくとも小児期に発症した15～20 mmまでの下肢長差は，臨床的に問題にはならない．

関連因子⑤ 変形性股関節症

Goftonら[39]は，解剖学的に長い下肢側の股関節上外側部で，脚の長さと片側性変形性股関節症（OA）との間に強い関連があることを確認した．彼らの論文では，このタイプの変形性股関節症を有する全症例は，「股関節痛の発症前は健康で活発な生活を送っていた」と述べ，「下肢長差を意識していた対象者はほとんどいなかった」と報告している．さらに，このタイプの変形性股関節症が53歳前後に発症していることを指摘している．

Goftonらは，13～25 mm程度の解剖学的下肢長差が，片側性変形性股関節症（OA）の発生に関連していると確認している．一方，解剖学的非対称を有する多くの人において，変形性股関節症が発症しないことも確認しており，他の要因も重要であることを示している．これらの検討で重要な点は，他の要因を決定して，誰がリスクにさらされているかを明確にすることである．

> **KEY POINT**
> - 長期にわたる反復荷重は，解剖学的下肢長差による腰痛の要因となりうる．
> - 解剖学的下肢長差は，高齢者では腰痛の要因となるが，小児期では20 mm までは関連が認められていない．
> - 10 mm 以上の解剖学的下肢長差は，疲労骨折の要因となりうる．
> - 解剖学的下肢長差と変形性股関節症に，相関性は認められていない．

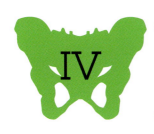

IV 解剖学的下肢長差と機能的下肢長差との関連は？

　下肢長差は，四肢不同症，外傷，疾患，発達異常の結果として生じる**解剖学的下肢長差**と，非荷重下（背臥位等）での骨盤近位筋と骨盤帯筋群の過緊張の結果として生じる**機能的下肢長差**に分類される[3〜7]．機能的下肢長差は，**下肢アライメントの非対称**ともいえる．

　Roncaratiら[40]は，腰痛と解剖学的下肢長差（12 mm以上）の相関性を調査し，腰痛群で下肢長差が有意に観察されたと報告している．

　一方，Biering-Sørensen[41]は，腰痛群と健常群において，機能的下肢長差（立位での腸骨稜の不均衡）との相関を見出さなかったが，同様の対象群を1年後に再調査すると，機能的下肢長差を有していた健常群（骨盤の不均衡）で有意に腰痛が出現したと報告している．

1 解剖学的下肢長差が生理学的機能に影響するのか？

　解剖学的下肢長差は，脊柱と骨盤帯周囲筋群の過緊張を引き起こし，協調性を変化させる．そのため，過剰な解剖学的下肢長差は疼痛を引き起こすと考えられている[18]．

●疲れやすくなるのでは？

　Mincer[11]は，解剖学的下肢長差により非対称荷重が負荷されることで，腰椎に過度な力学的影響が生じ，体幹筋群が早期に筋疲労を引き起こすと予測し，その仮説を検証している．対象とした解剖学的下肢長差群（18人）の平均下肢長差は10 mmであった．その結果，下肢長差を有する群と有さない群に，筋疲労または神経筋制御の有意差は確認されなかった．

●体幹伸展筋力が低下するのでは？

　Yenら[42]は，10〜15 mmの解剖学的下肢長差を有する若年男性群に対して，下肢長差補正群と非補正群とで，体幹伸展筋力を測定した．いずれの測定項目においても，下肢長差の補正の有無による統計学的有意差はなかった．

●立位バランスが低下するのでは？

　Murrell[43]は，正常群と，最低9.5 mmの解剖学的下肢長差を有する群の立位バランスを調べ，有意差がないことを確認している．また，解剖学的下肢長差を有する群において，静的立位での安定性が減少していなかったのは，長期にわたる解剖学的下肢長差に対して，神経系が適応した結果であると述べている．

2 解剖学的下肢長差と歩行分析

● 関節運動への影響は？

　Goelら[44]は，靴（ヒールを含む）を介して12.5 mmの下肢長差を課したところ，関節の動きに有意差はなかったと報告した．その結果に基づき，彼らは「体幹は20 mmまでの軽度の下肢長差を補うことができる．生体力学的理由だけでこの程度の下肢長差を補正することは推奨しない」と述べている．

● 力学的変化は？

　足部挙上により下肢長差を課した歩行に関する研究では，23 mmまでの挙上では歩行や股関節の力やモーメントに変化をもたらさないと立証されている[45]．解剖学的下肢長差を有する被験者に対する検討では，非対称歩行を呈するためには，平均25 mmの下肢長差が必要であると確認している[46]．

● 歩行の非対称は？

　小児（20人，9.0±3.9歳）を対象にした研究では，解剖学的下肢長差が20 mm以上の場合，歩行に非対称が認められたと報告されている[47]．Whiteらは[48]，10〜30 mmの下肢長差が存在すると，歩行時に四肢に不均等な負荷が生じることから，靴の補正を推奨した．

● 酸素消費量は？

　Reidら[49]は，足部挙上が酸素消費量に及ぼす影響を検討し，走行中に30 mm挙上しても統計的な有意差はなかったとしている．しかし，Gurneyら[50]は，高齢者に20〜30 mmの下肢長差を人為的に課した検討で，酸素消費量が増加し，疲労感が生じたと述べている．

　これらの結果から10 mm程度の解剖学的下肢長差が，筋力・協調運動・歩行・酸素消費量に及ぼす影響は，臨床的には認められていない．これらの研究のエビデンスは，長期間または反復負荷にかかわらず，20 mmの解剖学的下肢長差は，臨床症状をもたらさず，ほとんどの場合，足部挙上の必要性を否定するようにも思われる．しかし，常に例外が存在し，一般的な例外が存在する可能性もある．

　Trianoら[51]は，腰痛を有する被験者の51％が22 mm足部挙上をすることで，脊柱起立筋の非対称な筋電図活動を平衡化することを実証した．この結果は，19 mm以上の解剖学的下肢長差が，**代償的筋活動**をもたらし，長期間の痛みを伴う可能性があることを示している．骨盤を正中化して，代償的筋活動を減少させるには，短い下肢側の足部挙上が効果的であると考えられる[26,52]．

　以上の研究報告から，解剖学的下肢長差による他動的な構造変化（機能的非対称，軽度の腰椎側弯，椎間関節でのキンキング（折れ曲がり）の発生，筋の長さの変化）は，**20 mm**までの解剖学的下肢長差を補うことができる．20 mmのポイントを過ぎると，受動的な構造変化は，能動的な代償作用につながる．

> **KEY POINT**
> - 解剖学的下肢長差による受動的な構造変化（機能的非対称，軽度の腰椎側弯，椎間関節でのキンキング（折れ曲がり）の発生，筋の長さの変化）は，**20 mm** までの解剖学的下肢長差を補うことができる．
> - 20 mm のポイントを過ぎると，受動的な構造変化は，能動的な代償作用につながる．

3 機能的下肢長差とアライメント非対称

1）どうやって鑑別するのか？

　解剖学的下肢長差と機能的下肢長差の鑑別は困難だが，不可能ではない．腹臥位[53]と背臥位[54]から推定された機能的下肢長差とアライメントの非対称に対する研究が報告されている．

　Cooperstein ら[55]は，人為的下肢長差を有する被験者に対して，腹臥位での下肢圧縮テストの正確性を報告した．この研究では，機能的下肢長差とアライメント非対称を有する症例は，疼痛強度の増加および腰痛の再発[24]，SF-12 の低下[56]，骨盤上部筋機能の変化[57]において相関性が立証されている．

　骨盤上部筋の過緊張が緩和された症例では，上位頸椎椎間関節機能障害を含む複数の原因が考えられるが[57〜62]，その1つとして解剖学的下肢長差も挙げられている．そのため，解剖学的下肢長差を検査する前に，機能的下肢長差とアライメント非対称を引き起こす骨盤上部筋群の過緊張を取り除くことが推奨されている[8,61]．

2）機能的下肢長差はなぜ生じるのか？

　機能的下肢長差は，**骨盤付着筋群の過緊張**から生じると考えられている[3,62,63]．

　Knutson ら[57]は，背臥位にて下肢長差のある群とない群を検討し，機能的下肢長差とアライメントの非対称を有する人は，脊柱起立筋および腰方形筋の持久時間が有意に短縮したことを確認した．さらに，機能的下肢長差とアライメントの非対称を有する側では，腰方形筋の筋疲労が最も早かった．これは，過緊張によるものである．この研究結果は，解剖学的下肢長差による筋疲労の変化について，「疑わしいが明確に観察されなかった」という Mincer ら[11]とは対照的であるが，「機能的下肢長差とアライメントの非対称が，解剖学的下肢長差とは異なる病態プロセスである」というエビデンスを提供している．

　立位時，**腰方形筋**の活動性は，脊柱または骨盤が安定しているかどうかによって変わる．骨盤固定時，腰方形筋は脊柱を側屈かつ伸展させる[7,66,67]．脊柱固定時には，片側骨盤（腸骨稜）の後面を頭側に引き上げる[18,67]．この腸骨稜

後面への張力は，同側骨盤を前下方へ回旋させ，反対側骨盤を後上方に回旋させる**トルク**（寛骨の後方回旋）を生じさせる．変位の程度は，腰方形筋の緊張，骨盤の可動性，解剖学的下肢長差による既存の骨盤変位に依存する．

被験者を背臥位または腹臥位にすると，荷重負荷から解放され，同側の骨盤・股関節・下肢を頭部方向に引き上げるため，アライメントの非対称は足部に生じる．この考え方は，Travellら[18]の「臥位姿勢において，トリガーポイントは［腰方形筋］を短縮させ，骨盤のアライメントを歪めて，緊張した筋側へ骨盤を持ち上げる」という意見と一致する．

> **KEY POINT**
> ●機能的下肢長差は，骨盤周囲筋群の過緊張を取り除いてから，原因を確認する必要がある．
> ●機能的下肢長差を有する筋群には，過活動による疲労が確認される．

▶▶文献

1) Mannello DM：Leg Length Inequality. J Manipulative Physiol Ther 15：576-590, 1992
2) Gurney B：Leg length discrepancy. Gait Posture 15：195-206, 2002
3) Cooperstein R, et al：Pelvic torsion：anatomic considerations, construct validity, and chiropractic examination procedures. Top Clin Chiropr 7：38-49, 2000
4) Cleveland RH, et al：Determination of leg length discrepancy. A comparison of weight-bearing and supine imaging. Invest Radiol 23：301-304, 1988
5) Hoikka V, et al：Leg-length inequality has poor correlation with lumbar scoliosis. A radiological study of 100 patients with chronic low-back pain. Arch Orthop Trauma Surg 108：173-175, 1989
6) Gross RH：Leg length discrepancy in marathon runners. Am J Sports Med 11：121-124, 1983
7) Venn EK, et al：A comparative study of leg-length checks. Eur J Chiropractic 31：68-80, 1983
8) Beattie P, et al：Validity of derived measurements of leg-length differences obtained by use of a tape measure. Phys Ther 70：150-157, 1990
9) Soukka A, et al：Leg-length inequality in people of working age. The association between mild inequality and low-back pain is questionable. Spine 16：429-431, 1991
10) Rhodes DW, et al：The validity of the prone leg check as an estimate of standing leg length inequality measured by X-ray. J Manipulative Physiol Ther 18：343-346, 1995
11) Mincer AE, et al：Effect of leg length discrepancy on trunk muscle fatigue and unintended trunk movement. J Phys Ther Sci 9：1-6, 1997
12) Juhl JH, et al：Prevalence of frontal plane pelvic postural asymmetry – part 1. J Am Osteopath Assoc 104：411-421, 2004
13) Guichet JM, et al：Lower limb-length discrepancy. An epidemiological study. Clin Orthop Relat Res 272：235-241, 1991
14) Cummings G, et al：The effect of imposed leg length difference on pelvic bone symmetry. Spine 18：368-373, 1993
15) Walsh M, et al：Leg length discrepancy – an experimental study of compensatory changes in three dimensions using gait analysis. Gait Posture 12：156-161, 2000
16) Young RS, et al：Effect of simulating leg length inequality on pelvic torsion and trunk mobility. Gait Posture 11：217-223, 2000
17) Beaudoin L, et al：Acute systematic and variable postural adaptations induced by an orthopaedic shoe lift in control subjects. Eur Spine J 8：40-45, 1999
18) Travell JG, et al：Chapter 4, Quadratus Lumborum Muscle. In Simons DG, et al：Traveller and Simons' Myofascial Pain and Dysfunction：The Trigger Point Manual. Vol. 2, The Lower Extremities. 2nd ed, p104, Lippincott Williams & Wilkins, 1999
19) Giles LG：Lumbosacral facetal 'joint angles' associated with leg length inequality. Rheumatol Rehabil 20：233-238, 1981
20) Giles LG, et al：Lumbar spine structural changes associated with leg length inequality. Spine 7：159-162, 1982
21) Indahl A, et al：Sacroiliac joint involvement in activation of the porcine spinal and gluteal musculature. J Spinal Disord 12：325-330, 1999
22) Allum JH, et al：Interactions between vestibular and proprioceptive inputs triggering and modulating human balance-correcting responses differ across muscles. Exp Brain Res 121：478-494, 1998
23) Levangie PK：The association between static pelvic asymmetry and low back pain. Spine 24：1234-1242, 1999
24) Knutson GA：Incidence of foot rotation, pelvic crest unleveling, and supine leg length alignment asymmetry and their relationship to self-reported back pain. J Manipulative Physiol Ther 25：110E, 2002

25) Fann AV : The prevalence of postural asymmetry in people with and without chronic low back pain. Arch Phys Med Rehabil 83 : 1736-1738, 2002
26) Friberg O : Clinical symptoms and biomechanics of lumbar spine and hip joint in leg length inequality. Spine 8 : 643-651, 1983
27) Andersson GB : Epidemiological features of chronic low-back pain. Lancet 354 : 581-585, 1999
28) Friberg O : To-the-editor. Spine 17 : 458-460, 1992
29) Kujala UM, et al : Lower limb asymmetry and patellofemoral joint incongruence in the etiology of knee exertion injuries in athletes. Int J Sports Med 8 : 214-220, 1987
30) Kujala UM, et al : Factors predisposing army conscripts to knee exertion injuries incurred in a physical training program. Clin Orthop Relat Res 210 : 203-212, 1986
31) Subotnick SI : Limb length discrepancies of the lower extremity (the short leg syndrome). J Orthop Sports Phys Ther 3 : 11-16, 1981
32) Friberg O : Leg length asymmetry in stress fractures. A clinical and radiological study. J Sports Med Phys Fitness 22 : 485-488, 1982
33) Korpelainen R, et al : Risk factors for recurrent stress fractures in athletes. Am J Sports Med 29 : 304-310, 2001
34) Taylor JR, et al : Lumbar spine structural changes associated with leg length inequality. Spine 7 : 159-162. 1982
35) Edeen J, et al : Clinical significance of leg-length inequality after total hip arthroplasty. Am J Orthop 24 : 347-351, 1995
36) White TO, et al : Arthroplasty of the hip. Leg length is not important. J Bone Joint Surg Br 84 : 335-338, 2002
37) Parvizi J, et al : Surgical treatment of limb-length discrepancy following total hip arthroplasty. J Bone Joint Surg Am 85-A : 2310-2317, 2003
38) Yrjönen T, et al : Leg-length inequality and low-back pain after Perthes' disease : a 28-47 – year follow-up of 96 patients. J Spinal Disord 5 : 443-447, 1992
39) Gofton JP, et al : Studies in osteoarthritis of the hip : II. Osteoarthritis of the hip and leg-length disparity. Can Med Assoc J 104 : 791-799, 1971
40) Roncarati A, et al : Correlates of low back pain in a general population sample : a multidisciplinary perspective. J Manipulative Physiol Ther 11 : 158-164, 1988
41) Biering-Sørensen F : Physical measurements as risk indicators for low-back trouble over a one-year period. Spine 9 : 106-119, 1984
42) Yen ST, et al : Short-term effect of correcting leg length discrepancy on performance of a forceful body extension task in young adults. Hiroshima J Med Sci 47 : 139-143, 1998
43) Murrell P, et al : Leg-length discrepancy : effect on the amplitude of postural sway. Arch Phys Med Rehabil 72 : 646-648, 1991
44) Goel A, et al : Joint moments in minor limb length discrepancy : a pilot study. Am J Orthop 26 : 852-856, 1997
45) Brand RA, et al : Effects of leg length discrepancies on the forces at the hip joint. Clin Ortho Relat Res 333 : 172-180, 1996
46) Perttunen JR, et al : Gait asymmetry in patients with limb length discrepancy. Scand J Med Sci Sports 14 : 49-56, 2004
47) Kaufman KR, et al : Gait asymmetry in patients with limb-length inequality. J Pediatr Orthop 16 : 144-150, 1996
48) White SC, et al : Asymmetric limb loading with true or simulated leg-length differences. Clin Orthop Relat Res 421 : 287-292, 2004
49) Reid DC, et al : Leg length inequality : A review of etiology and management. Physiotherapy Canada 36 : 177-182, 1984
50) Gurney B, et al : Effects of limb-length discrepancy on gait economy and lower-extrem-

ity muscle activity in older adults. J Bone Joint Surg Am 83：907-915, 2001
51) Triano JJ：Objective electromyographic evidence for the use and effects of lift therapy. J Manipulative Physiol Ther 6：13-16, 1983
52) Gofton JP：Persistent low back pain and leg length disparity. J Rheumatol 12：747-750, 1985
53) Nguyen HT, et al：Interexaminer reliability of activator methods, relative to leg-length evaluation in the prone extended position. J Manipulative Physiol Ther 22：565-569, 1999
54) Hinson R, et al：Supine leg length differential estimation：an inter- and intra-examiner reliability study. Chiropr Res J 5：17-22, 1998
55) Cooperstein R, et al：Validity of compressive leg checking in measuring artificial leg-length inequality. J Manipulative Physiol Ther 26：557-566, 2003
56) Knutson GA, et al：Leg length Alignment Asymmetry in a Non-clinical Population and its Correlation to a Decrease in General Health as Measured by the SF-12：A Pilot Study. Journal of Vertebral Subluxation Research 1：1-5, 2004
57) Knutson GA, et al：Erector spinae and quadratus lumborum muscle endurance tests and supine leg-length alignment asymmetry：An observational study. J Manipulative Physiol Ther 28：575-581, 2005
58) Pollard H, et al：The effect of upper cervical or sacroiliac manipulation on hip flexion range of motion. J Manipulative Physiol Ther 21：611-616, 1998
59) Nansel DD, et al：Effect of cervical spinal adjustments on lumbar paraspinal muscle tone：Evidence for facilitation of intersegmental tonic neck reflexes. J Manipulative Physiol Ther 16：91-95, 1993
60) Seemann D：Bilateral weight differential and functional short leg：an analysis of pre and post data after reduction of atlas subluxation. Chiropr Res J 2：33-38, 1993
61) Seemann D：Anatometer measurements：a field study intra-and inter-examiner reliability and pre to post changes following an atlas adjustment. Chiropr Res J 6：7-9, 1999
62) Kondziella W：Radiographic clinical and functional diagnosis and treatment of low back pain associated with pelvic malposition. Schmerz 10：204-210, 1996 (article in German).
63) Travell JG, et al：Chapter 4, Quadratus Lumborum Muscle. In Simons DG, et al：Traveller and Simons' Myofascial Pain and Dysfunction：The Trigger Point Manual. Vol. 2, The Lower Extremities. 2nd ed, p35, 42, 107, Lippincott Williams & Wilkins, 1999
64) Gossman MR, et al：Review of length-associated changes in muscle. Experimental evidence and clinical implications. Physical Therapy 62：1799-1807, 1982
65) Grostic JD：Dentate ligament – cord distortion hypothesis. Chiropr Res J 1：47-55, 1988
66) McGill SM, et al：Endurance times for low back stabilization exercises：clinical targets for testing and training from a normal database. Arch Phys Med Rehabil 80：941-944, 1999
67) Andersson EA, et al：EMG activities of the quadratus lumborum and erector spinae muscles during flexion-relaxation and other motor tasks. Clin Biomech 11：392-400, 1996

和文索引

▶ あ行

アップスリップ　86, 97
アップスリップ矯正手技　87
アライメント非対称　127
足組み座位　26
圧痛テスト　69
　──，立方骨の　111
安静時体幹回旋　41

ヴィーナスのえくぼ　23
右胸心　15, 16
運動連鎖　66, 69

横断伸張手技
　──，大腿直筋の　107
　──，内転筋の　107

▶ か行

下行性抑制伝導路　59
下肢長差　47
　──の測定方法　6
可動域の非対称　49
荷重伝達障害　2
過剰運動パターン　49
過伸展テスト，膝関節の　101
回外テスト，足関節の　111
回旋可動域　46
回旋非対称　41
回旋複合運動　45, 46
解剖学的下肢長差
　　　　　　9, 38, 51, 114, 125
解剖学的非対称　2
外的負荷タイプ　28, 30
外反ストレステスト　102
外腹斜筋リリース　74, 79
片手で頬杖をついた座位　26
寛骨の回旋異常　22
寛骨回旋　38
　──の左右差　4, 5
寛骨後方回旋　78, 82
寛骨後方回旋手技　85
寛骨上方変位　86
寛骨前方回旋　84
寛骨前方回旋手技　78〜83

気づきを用いたリリース　78
利き目　98
機能的下肢長差　125, 127
機能的側弯　41

機能的非対称　2, 8, 22, 117
　──のタイプ　41
　──の評価　51
　──の分類　72
急性腰痛症　94
胸椎の可動性　41
胸椎モビライゼーション　60

屈曲end feelテスト　102
屈曲モビライゼーション　89

月経困難症　34
牽引
　──，大腿脛骨関節の　103
　──，腰椎の　103
　──のグレード　59
牽引・圧迫手技，股関節の　107
牽引骨棘　118
原発性線毛機能不全症　17

コインテスト　95
コブ角　13
股関節外旋角　50
股関節の牽引・圧迫手技　107
咬合不全　32
後方回旋　66
構造的非対称　2, 8
　──，骨盤の　3
　──，脊柱の　10
骨測定項目の左右差　4
骨盤
　──の解剖学的非対称　8
　──の機能　58
　──の構造的非対称　3
　──の正中化　58
　──の側方傾斜　22, 38, 41
　──の測定部位　3
骨盤CT画像　7
骨盤回旋角　50
骨盤傾斜　117
骨盤前傾角　50
骨盤帯安定化運動　100
骨盤付着筋群の過緊張　127
骨盤変位　66
骨盤輪　5

▶ さ行

左胸心　16
座位　40
座位姿勢　26

再教育，腹横筋の　100
再教育運動，中殿筋の　107
産後骨盤痛　97

ジャンパー膝　121
姿勢異常　51
　──による機能的側弯症　38
姿勢指導，脊柱中間肢位の　100
姿勢反射　66
姿勢評価　51
自動運動テスト　66
膝関節
　──の過伸展テスト　101
　──の伸展モビライゼーション
　　　　　　　　　　　　103
　──の他動運動テスト　102
膝関節屈曲角度　50
舟状骨背側のすべりモビライゼーション　112
小児期における脊柱の非対称　10
衝撃緩衝メカニズム　28
尻上がり現象　2, 67
伸展モビライゼーション　90
　──，膝関節の　103
神経モビライゼーション　109
人工股関節全置換術　122

スキンロールテスト　94
スクラッチテスト　94
スプリングテスト　95

正中化　61
　──，骨盤の　58
　──，脊柱の　59
正中化手技　74, 78, 82, 84, 87, 88, 92
　──，第5胸椎右凸に対する　91
生理学的運動　36, 41
成人期における脊柱の非対称　12
脊柱
　──の構造的非対称　10
　──の正中化　59
脊柱中間肢位の姿勢指導　100
脊柱非対称　88
仙骨後傾　82
仙骨子宮靱帯　34
仙骨スラストテスト　98
仙骨正中化手技　80
仙骨前傾　78
仙骨前傾手技　83
仙腸関節-臼蓋角　4

133

仙腸関節　61
　──　圧迫テスト　98
　──　後方離開テスト　99
　──　他動運動テスト　97
　──　疼痛誘発テスト　97
　──　揺すり・持ち上げテスト　99
　──　離開テスト　98
前距腓靱帯ストレステスト　111
前方回旋　66
前方回旋筋群　69

足関節
　──　の回外テスト　111
　──　の内転テスト　111
足部アーチ保持自己トレーニング
　　　112
足部挙上　25
側屈可動域　46
側屈複合運動　44, 46

▶ た行
他動運動テスト
　──, 膝関節の　102
　──, 腰椎の　95
　──, 立方骨の　112
体幹可動域　36
体幹回旋テスト　68, 104
体幹伸展筋力　125
体幹側屈　92
対称性腹筋動作　29
大腿筋膜張筋　69, 71
大腿脛骨関節の牽引　103
大腿骨頚部骨折　122
大腿骨後方スラストテスト　98
大腿スラストテスト　95
大腿直筋　69, 71
　──　の横断伸張手技　107
　──　のマッスルエナジー　81
大腰筋　71
大腰筋リリース　92
代償機構　40
代償作用　119
代償的筋活動　126
代償動作　36
第5胸椎右凸に対する正中化手技　91

恥骨の尾側変位　8
中殿筋後部線維　69, 70

中殿筋の再教育運動　107
長母趾屈筋トレーニング　112
腸骨筋　71
腸骨の左右差　4, 5
腸骨翼傾斜角　4

つま先立ち練習　112
椎間関節受容器　118

抵抗運動　29

トルクテスト　106
疼痛逃避姿勢　69
頭部計測分析　32
特発性側弯症　12

▶ な行
内的負荷タイプ　28, 30
内転筋の横断伸張手技　107
内転テスト, 足関節の　111
内反ストレステスト　102
内腹斜筋　70
内腹斜筋リリース　74, 78

熱感の確認　94

能動的下肢挙上テスト　97, 99

▶ は行
パトリックテスト　106
背部の触診　70
反射性筋収縮　61, 118

非対称性腹筋動作　29
非特異的モビライゼーション　74, 88
疲労骨折　122
左寛骨
　──　の後方回旋　72
　──　の前方回旋　73
左骨盤変位　72
左凸側弯　16
病的非対称　2

ファラオグリップ　68
腹横筋の再教育　100
腹臥位股関節回旋テスト　67, 107
腹臥位膝屈曲テスト　67
腹部の触診　71

複合運動　37, 38, 42

片側腸骨の形成不全　6
変形性股関節症　123

歩行分析　126
縫工筋　69, 71

▶ ま行
マッスルエナジー　85
マニピュレーション, 立方骨の　112

右寛骨
　──　の後方回旋　73
　──　の前方回旋　72
右骨盤変位　73
右凸側弯　14

モビライゼーション　74, 80, 87
　──, 腰椎の　103

▶ や行
ヤコビー線　68

腰椎
　──　の可動性　41
　──　の牽引　103
　──　のモビライゼーション　103
腰椎安定化運動　96, 109
腰椎椎間板ヘルニア　108
腰痛発生のメカニズム　50
腰部MRI画像　108
腰方形筋　69, 70, 127

▶ ら行
ランジ肢位　24

梨状筋　69, 70
立方骨
　──　の圧痛テスト　111
　──　の他動運動テスト　112
　──　のマニピュレーション　112
立方骨症候群　110
立位　40
立位荷重テスト　106
立位バランス　125

肋骨固定による試験的治療　105

欧文索引

active straight leg raise（ASLR）
　test　97, 99
bird dog　109
coupling motion　37
CT画像の測定結果　6

feeder test　106
FFD　108
finger floor distance　108
Harrisヒップスコア　123
hip-spine syndrome　104

joint play　95
knee-spine syndrome　101
Lasègue test　108
Perthes病　123
SF-36 Health Survey　123